PIAGET: TEORIA E PRÁTICA

P. G. Richmond
Senior Lecturer de Educação
St. Osyth's College of Education, Clacton

Tradução de
AYDANO ARRUDA

São Paulo | 2018

IBRASA
LIVROS QUE CONSTROEM

Título Original: AN INTRODUCTION TO PIAGET

Código para obter um livro igual: V-78

Direitos exclusivos para a língua portuguesa da
IBRASA
Instituição Brasileira de Difusão Cultural Ltda.
Rua Ouvidor Peleja, 610 – Tel/Fax: (0xx11) 3791.9696
e-mail: ibrasa@ibrasa.com.br – home page: www.ibrasa.com.br

Tradução: Aydano Arruda
Capa: Armenio Almeida (MK Design)
Editoração Eletrônica: Armenio Almeida (MK Design)
Publicado em 2018

Dados Internacionais de Catalogação na Publicação (CIP)
(Câmara Brasileira do Livro, SP, Brasil)

R393p

Richmond, Peter Graham.

Piaget: teoria e prática; tradução de Aydano Arruda. São Paulo, IBRASA, 1975.

p. ilust. (Biblioteca psicologia e educação, v. 78)

Bibliografia.

1. Criança — Estudo 2. Inteligência 3. Piaget, Jean, 1896- 4. Psicologia educacional I. Título. II. Série.

75-0368

CDD-155.413
-370.15

Índice para catálogo sistemático:

1. Crianças: Desenvolvimento intelectual: Psicologia infantil 155.413
2. Desenvolvimento intelectual: Crianças: Psicologia infantil 155.413
3. Inteligência: Desenvolvimento: Psicologia infantil 155.413
4. Psicologia aplicada à educação 370.15
5. Psicologia educacional 370.15

IMPRESSO NO BRASIL - PRINTED IN BRAZIL

Sumário

Introdução

Nos últimos anos educadores reconheceram que as pesquisas e teorias de Piaget têm considerável influência sobre suas atividades. Escreveram-se vários livros que tornaram mais amplamente conhecido o trabalho de Piaget. Vários deles, particularmente valiosos, estão relacionados mais adiante, sob o título "Outras Fontes de Leitura Sobre Psicologia de Piaget". Parece a este autor que a amplitude e a profundidade dos estudos de Piaget são grandes a ponto de haver lugar para muitos trabalhos derivados, cada um dos quais pode prestar útil contribuição para se compreender melhor a significação da psicologia. Contudo, será útil para o leitor se, a esta altura, forem feitos alguns comentários sobre a maneira pela qual este livro é orientado e quais são os princípios básicos em que se fundam sua forma e seu conteúdo.

O professor Jean Piaget é mais conhecido como psicólogo infantil; contudo, é também zoologista, matemático e filósofo; mas talvez seja, acima de tudo, um epistemologista genético. Esse permanente interesse pelos processos mediante os quais corpos de conhecimento crescem, tanto historicamente quanto como sistemas internamente organizados, tem considerável influência sobre toda a estrutura e conteúdo de sua psicologia infantil. O estudo que Piaget faz do pensamento de crianças é parte de questões mais amplas que surgem na epistemologia genética, fato esse que explica muitas características singulares encontradas no estudo de desenvolvimento intelectual de Piaget. Explica, por exemplo, a ênfase dada às categorias de razão, como classes qualitativas e relações quantitativas, objetos e espaço, causalidade e tempo. Explica a ênfase dada à organização mental e operações lógicas, assim como ao crescimento de tais estruturas do nascimento à adolescência. Explica também os componentes biológicos da teoria, pois, afinal, o funcionamento do intelecto depende de organização biológica. Por isso a pesquisa de Piaget sobre o desenvolvimento do pensamento de crianças interessa-se por organização biológica e estruturas de desenvolvimento, assim como por suas operações lógicas no que se relacionam com as "categorias" principais que a inteligência usa para adaptar-se ao mundo exterior – espaço e tempo, causalidade e substância, classificação e número etc".

Evidentemente, seria muito enganoso sugerir que este pequeno livro possa transmitir mais que um esboço das facetas da psicologia de Piaget, pois seria impossível condensar obra de tal magnitude nos limites destas páginas e, ainda assim, conservar-se completamente fiel à significação de Piaget. Contudo, parece ao autor que deve ser possível transmitir o sabor da psicologia infantil de Piaget tentando resumir os principais ingredientes acima citados e depois combiná-los proporcionalmente. Para isso, haveria necessidade de esboçar os aspectos biológicos da teoria, os aspectos estruturais e operacionais, e os fatores ambientais que entram em ação no processo desenvolvimental. É propósito deste livro tentar apresentar de maneira simples esse complexo equilíbrio de ingredientes sem excessiva distorção da psicologia inteira. Como base para essa simplificação, existe também o princípio geral de que o conteúdo empírico e teórico deve ter coerência suficiente para tornar-se aplicável à situação de aprendizagem de modo que os interessados na educação de crianças possam pensar sobre a maneira como a psicologia poderia ser utilmente aplicada. A fim de explicar esses objetivos o livro tem a seguinte forma.

A primeira parte descreve o processo de desenvolvimento intelectual com ênfase na apreensão do ambiente pelo indivíduo através de vários estágios. São discutidas a natureza desta atividade, seu conteúdo e a forma das ações mecânicas que se desenvolvem. Os princípios teóricos mais amplos são mantidos ao mínimo nesta parte. A segunda parte, por outro lado, focaliza os princípios mais amplos em que se funda o processo desenvolvimental. As raízes biológicas do intelecto são esboçadas, as estruturas e suas propriedades lógicas são discutidas, juntamente com alguns dos fatores que influenciam seu desenvolvimento. É discutível que a primeira ou a segunda parte possa ser significativa quando tomada separadamente, pois cada uma delas depende da outra. Contudo, tomando as duas partes juntas, houve uma tentativa de desenvolver a teoria e terminologia de maneira gradual, de modo que o leitor seja levado suavemente para as abstrações da psicologia. A terceira parte funda-se nas partes anteriores e é, naturalmente, principalmente especulativa.

A primeira metade tenta transplantar a teoria para a situação de aprendizagem (isto é, segunda parte aplicada); enquanto a segunda metade relaciona a sequência desenvolvimental com o conteúdo e prática educacionais (isto é, primeira parte aplicada). É inevitável que a terceira parte resulte em uma visão estreita tanto da psicologia como da situação de aprendizagem. No que se refere ao lado educacional, a singularidade da abordagem deve apresentar a situação de aprendizagem em uma perspectiva estranha. Por outro lado, pode também colocar mais em destaque alguns aspectos que sem isso ficariam menos claramente definidos. As especulações que formam a terceira parte terão servido a propósito útil se levantarem questões na mente do leitor. Encarar coisas velhas sob luz nova é sempre valioso. A primeira e a segunda partes terão também servido a propósito útil se o leitor for encorajado a voltar-se diretamente para os escritos de Piaget.

No fim do volume, sob o título "Problemas e Dificuldades", faz-se menção a áreas de discordância entre o sistema desenvolvimental de Piaget e outras pesquisas. Esses comentários de maneira nenhuma representam uma avaliação crítica de sua obra, mas foram incluídos para temperar as conclusões esboçadas na terceira parte.

Tenho uma grande dívida para com o dr. K. Lovell, B. Sc., M. A., Ph. D., "Reader" do Instituto de Educação da Universidade de Leeds, pelos seus incisivos comentários que causaram diversos melhoramentos no manuscrito. Tenho dívida também para com o sr. F. C. Larnb, B. Sc., M. Ed., e para com a srta. D. Harris, M. A., "Lecturers" principais de Educação no St. Osyth's College of Education, pelos seus comentários e sugestões durante a preparação deste livro. Tenho uma dívida especialmente grande para com minha esposa, Jean, pelas numerosas horas que passou datilografando e redatilografando o manuscrito. Sou grato a muitas outras pessoas, com as quais discuti questões que surgiram do sistema de desenvolvimento de Piaget, e não menos aos professores e estudantes de educação que lutam com as complexidades da psicologia.

St. Osyth's College

P.G.R.

Chaves das Referências Feitas à Obra de Piaget

Foram feitas referências às seguintes obras de Piaget, todas elas encontradas em edições inglesas. A chave abaixo indica a forma resumida dos títulos desses livros como será encontrada no texto.

TÍTULO INTEGRAL E EDITOR	FORMA RESUMIDA NO TEXTO
Play, Dreams and Imitation in Childhood (Routledge & Kegan Paul Ltd., 1967)	*Play, Dreams and Imitation*
The Child's Conception of Physical Causality (Kegan Paul, Trench, Trubner & Co. Ltd., 1930)	*Physical Causality*
Judgement and Reasoning in the Child (Routledge & Kegan Paul Ltd., 1965)	*Judgement and Reasoning*

The Child's Conception of Number (Routledge & Kegan Paul Ltd., 1965)	*Number*
The Child's Conception of the World (Routledge & Kegan Paul Ltd., 1964)	*World*
The Psychology of Intelligence (Routledge & Kegan Paul Ltd., 1967)	*Intelligence*
The Child's Conception of Space (Routledge & Kegan Paul Ltd., 1956)	*Space*
Logic and Psychology (Manchester University Press, 1965)	*Logic*
The Growth of Logical Thinking (Routledge & Kegan Paul Ltd., 1966)	*Logical Thinking*
The Origin of Intelligence in the Child (Routledge & Kegan Paul Ltd., 1966)	*The Origin of Intelligence*
The Construction of Reality in the Child (Routledge & Kegan Paul Ltd., 1954)	*Reality*
The Moral Judgement of the Child (Routledge & Kegan Paul Ltd., 1950)	*Moral Judgement*
Piaget Rediscovered R. E. Ripple e V. N. Rockcastle (organizadores), Ithaca, N. Y. (Cornell University Press, 1964)	*Piaget Rediscovered*

The Early Growth of Logic in the Child (Routledge & Kegan Paid Ltd., 1964)	*Early Growth of Logic*
Comments on Vygotsky's critical remarks concerning The Language and Thought of the Child, and Judgement and Reasoning in the Child (The M.I.T. Press, 1962)	*Comments*

OUTRAS FONTES DE LEITURA SOBRE A PSICOLOGIA DE PIAGET

An Outline of Piaget's Developmental Psychology for Students and Teachers, *
por R. M. Beard (Routledge & Kegan Paul Ltd., 1969)

A Teacher's Guide to Reading Piaget, **
por M. Brearley e E. Hitchfield (Routledge & Kegan Paul Ltd., 1966)

The Developmental Psychology of Jean Piaget,
por J. H. Flavell (D. Van Nostrand Company Inc., 1963)

The Growth of Basic Mathematical and Scientific Concepts in Children,
Por K. Lovell (University of London Press Ltd., 1961)

The Pupil's Thinking,
por E. A. Peel (Oldbourne Press, 1968)

* Editado em português pela IBRASA com o título *"Como a Criança Pensa"*.

** Editado em português pela IBRASA com o título *"Guia Prático para Entender Piaget"*.

PRIMEIRA PARTE

O Processo de Desenvolvimento Intelectual

Esta Parte destaca alguns dos fios principais que existiram por baixo do ponto de vista de Piaget sobre a natureza do desenvolvimento intelectual. Fazendo-se tal resumo, perde-se grande parte da sutileza das percepções de Piaget e resulta alguma mudança de ênfase. Espera-se, porém, que o seguinte esboço sirva cie guia para aqueles que desejam ler a psicologia em primeira mão. De início, é preciso ter um ponto em mente: Piaget dividiu a sequência desenvolvimental em estágios e períodos. A extensão desses estágios e períodos é determinada com o emprego da idade cronológica. Contudo, os escritos de Piaget tornam claro que as idades por ele dadas para certos níveis de pensamento podem ser consideradas como linhas-mestras ou médias aproximadas do desenvolvimento das crianças. Pode-se esperar que haja considerável desvio dessas normas. Algumas crianças não chegam ao fim da sequência desenvolvimental. Algumas atingem determinado estado mais tarde ou mais cedo do que outras. Em qualquer estágio da sequência, estão presentes modos de pensamento característicos de estágios anteriores e em certas ocasiões crianças podem reverter a modos de pensamento mais característicos de anos anteriores.

O desenvolvimento do pensamento sensório-motor: do nascimento aos dois anos mais ou menos

Piaget inicia sua análise do desenvolvimento da inteligência com minucioso estudo das mudanças que ocorrem no conhecimento do bebê sobre o mundo que o cerca durante os primeiros dois anos de vida. No nascimento, o bebê não tem consciência do eu e do não-eu, de um conjunto individual em um ambiente. Nesse momento, o mundo é sem espaço, sem tempo e sem objeto, uma experiência não diferenciada do presente. Contudo, o bebê tem diversos sistemas sensório-motores que podem receber sensações provindas do interior de seu organismo e dos ambientes imediatos aos quais apresenta certas reações limitadas.

O ponto de partida da sequência desenvolvimental está nesses padrões inatos de comportamento; como agarrar, sugar e atividades grosseiras do organismo. É na interação desses padrões semelhantes a reflexos com o ambiente que ocorrem modificação e desenvolvimento de comportamento. Isso pode ser ilustrado da seguinte maneira: a tendência a sugar pode ser aplicada a qualquer objeto que entre em contato com os lábios, mas o bebê logo perceberá, através da experiência de sugar, que nem todos os objetos têm as mesmas propriedades sugáveis. Os lábios e a boca registram as formas de objetos, seu tamanho, dureza, moleza, ou calor. O canal alimentar registra o grau de nutrição que tais objetos proporcionam. Há sensações diferentes associadas a sugar o seio, a mamadeira, c polegar ou o canto do travesseiro. Em virtude dessas experiências, o bebê registra as diferenças entre objetos sugáveis e a tendência generalizada a sugar é modificada pelas espécies de objetos que podem ser sugados.

Ocorrem também mudanças em outras funções sensório-motoras. A visão é inicialmente uma reação reflexa à intensidade da luz, mas os olhos começam a focalizar objetos específicos e a segui-los (piando se movem. A ação de agarrar é inicialmente uma reação reflexa a um objeto colocado contra a mão, mas a mão começa a procurar, agarrar e soltar objetos sem o estímulo tátil inicial. Gradualmente, essas áreas separadas de atividade reflexa tornam-se coordenadas. Tendo descoberto por acidente, por exemplo, que o canto do cobertor pode ser sugado, o bebê torna-se hábil em segurá-lo à boca.

Em suma, pode-se ver que as necessidades interiores do bebê são satisfeitas pelo exercício de seus padrões de comportamento reflexo sobre o ambiente em que está colocado. As condições específicas do ambiente causam uma modificação nesses padrões. O bebê faz discriminações simples (entre objetos sugáveis, por exemplo) e coordena seus comportamentos separados de maneira rudimentar (entre a mão e a boca, por exemplo). O resultado dessa interação da criança com seu ambiente é a aquisição de novos padrões de comportamento ou adaptações.

A coordenação de ações sensório-motoras continua, e padrões de comportamento adquiridos são aplicados ao ambiente em atividades muito mais gerais do que aquelas em que tais adaptações foram feitas inicialmente. Qualquer objeto que chegue à mão, por exemplo, é sugado para que seu sabor ou dureza seja descoberto. Objetos são batidos para que seu som seja ouvido. São erguidos, torcidos, virados e examinados. O bebê está então aplicando comportamentos adquiridos a fim de manter experiências que o interessam. Pode também tentar prolongar uma vista interessante que está fora de seu controle, agitando as mãos ou sacudindo a cabeça. É visto nessa ocasião outro desenvolvimento importante, que pode ser ilustrado da seguinte maneira: digamos, por exemplo, que o bebê tem uma argola de dentição suspensa sobre seu berço e brincou batendo nela de modo que se balançasse de um lado para outro. Agora, suponha-se que a argola não está mais pendurada sobre o berço, mas pendurada fora do alcance do bebê e que este a veja. O bebê pode reagir a esta visão fazendo com as mãos ligeiros movimentos de empurrar. Piaget deduz desse comportamento que o objeto — no caso, a argola de dentição — existe na mente do bebê como padrão sensório-motor que se derivou da atividade que o bebê executava com ele. Em outras palavras, o reconhecimento do objeto ocorre por meio de uma repetição de atividade motora que foi executada com aquele objeto. Nesse estágio do desenvolvimento intelectual do bebê, a ação mental de reconhecimento não é inteiramente interna e produz uma reação motora visível que pode ser percebida pelo observador, a saber, o ligeiro movimento da mão.

Em suma, pode-se dizer que o bebê começa então a ser ativo com seus ambientes e não apenas consigo mesmo.

Esforça-se para prolongar as experiências com que se encontrou casualmente, aplicando seus padrões de comportamento adaptado. Reconhece um objeto recriando as ações que executou com tal objeto.

A reação do bebê a objetos escondidos também muda nessa ocasião. Digamos, por exemplo, que a mãe faz com o bebê uma brincadeira na qual lhe mostra um brinquedo e depois o esconde atrás de sua mão. Antes de uns oito meses, o bebê não demonstra o menor interesse, porque para ele o objeto escondido não existe mais. Agora, porém, ele empurra a mão da mãe para um lado e agarra o brinquedo. Isto sugere que agora o bebê está começando a dissociar objetos das ações que executa com eles e, nessa medida, o mundo que o cerca está adquirindo permanência e separação dele. Mais ou menos nessa ocasião — dos oito aos doze meses — o bebê pode prever acontecimentos, pois reconhece as implicações do que está ocorrendo naquele momento; a porta abrindo-se é sinal de que alguém vai aparecer; a mãe pondo seu chapéu é um sinal de que ela vai sair de perto dele.

No fim do primeiro ano o comportamento exploratório, com todas as partes de seus ambientes a seu alcance, torna-se um modo dominante de comportamento. Suas ações tornam-se claramente intencionais e experimentais. O barulho feito por um chocalho é descoberto e então, por exemplo, o bebê amplia essa experiência batendo o chocalho de uma variedade de maneiras para ver que diferença isso faz. No processo dessas experiências novos resultados excitam-lhe o interesse. Digamos, por exemplo, que ele deixa cair o chocalho na coberta do carrinho fora de seu alcance. Talvez estenda a mão para pegá-lo e inadvertidamente aperte a coberta para baixo. O chocalho escorrega em sua direção. Este método fortuito de atingir seu objetivo será seguido e talvez ele o repita várias vezes.

Essa descoberta de novos meios através de experimentação ativa constitui a base de outras mudanças. A consecução desse objetivo simples é, a princípio, em grande parte, uma questão de tentativa e erro. O bebê aplica todos os processos que conhece até alcançar êxito. Contudo, o número de tentativas diminui e o êxito é alcançado sem tal experimentação aparente. Esse novo desenvolvimento pode ser ilustrado pelo seguinte exemplo: Piaget descreve o comportamento de uma menina de dezesseis meses que tenta tirar um anelzinho de dentro de uma caixa de fósforos. A abertura da caixa é muito pequena e não permite que ela enfie os dedos. Ela tenta fazê-lo, mas falha. Depois olha atentamente para a pequena abertura e Piaget observa que ela abre cada vez mais a boca, como se estivesse representando a abertura da caixa e a necessidade de torná-la maior. Depois desse comportamento, o bebê puxa para fora a gaveta da caixa e pega o anelzinho. Piaget sugere que o bebê criou na mente uma representação sensório-motora das relações envolvidas nesse problema e usou esse modelo interno para uma experiência. Tendo descoberto um meio de resolver mentalmente o problema, o bebê executa então o processo no ambiente. Nesse estágio do desenvolvimento intelectual do bebê, a atividade sensório-motora mental produziu um vestígio externo que é visível ao observador, a saber, o movimento da boca.

Nesta observação pode-se ver que, quando o bebê executa uma atividade no ambiente, suas representações sensório-motoras mentais de ações anteriores, que são reminiscentes de sua presente atividade ambiental, mas não idênticas a ela, começam a operar, isto é, velhas representações sensório-motoras operam em situações novas, o que lhe permite descobrir um novo meio de comportar-se na tarefa em mãos. A aquisição da capacidade de executar ações motoras simples na mente e de aplicá-las à atividade ambiental assinala um clímax no desenvolvimento de pensamento sensório-motor. O bebê inventou novos métodos de atividade por meio de combinações mentais.

Outra aquisição importante que aparece na mesma ocasião é a da conservação de objetos. O conceito de um objeto pode ser definido como a percepção, pelo bebê, de que um objeto existe permanentemente e fora dele. O aparecimento dessa conservação é gradual. A princípio, objetos só existem para o bebê na medida em que lhe permitem executar ações. O objeto é uma extensão de suas ações. Um objeto que esteja fora da vista não existe. Mais tarde, na sequência desenvolvimental, embora o objeto tenha desaparecido, o bebê continua suas ações como se ele ainda estivesse presente e segue a trajetória de objetos móveis com a mão ê os olhos. São ainda as ações do bebê, e não as do objeto, que perduram. Contudo, esta duração de ações motoras leva o bebê a seguir o objeto até seu esconderijo. Depois de iniciada a procura de objetos escondidos, o fato de o objeto estar fora da vista divorcia-se da ação de procurar o objeto, e este adquire uma existência separada da ação que provoca. Piaget observa:

"Daqui para diante a criança coloca os movimentos de sua própria mão entre aqueles de corpos externos, dotando os últimos de uma atividade complementar à sua própria." (*Reality*, p. 92).

Assim, objetos tornam-se externos e permanentes, sendo criado um sistema de reação sensório-motora entre a criança e os objetos. Essas relações são as representações com que a criança executa pensamento sensório-motor.

Os desenvolvimentos resumidamente descritos acima são mencionados por Piaget como o período de pensamentos sensório-motores e estendem-se mais ou menos até o fim do segundo ano.

SUMÁRIO

Este período pode ser assim resumido: no nascimento, a criança não tem o menor conhecimento da existência do mundo ou de si própria. Seus padrões de comportamento inatos são exercitados no ambiente e modificados pela natureza das coisas sobre as quais ela age. Seus sistemas sensório-motores tornam-se coordenados durante essa atividade. Gradualmente o bebê cria modelos de ação interna dos objetos que o cercam em virtude das ações que executou com eles. Reconhece objetos por meio desses modelos. Esse modelo interno de suas ações permite-lhe executar experiências mentais com os objetos que está manipulando fisicamente. O resultado da execução de ações com esse modelo interno é pensamento sensório-motor, isto é, ação internalizada.

O progresso intelectual feito durante esses dois anos é maciço. Objetos tornam-se permanentes, passando a ter uma experiência própria, em lugar de serem apenas uma extensão do eu. Acontecimentos são relacionados, no sentido de uma experiência presumir outra, e podem ser assim relacionados causa e efeito. Pode-se receber um ritmo temporal de acontecimentos, no qual os acontecimentos diários se seguem uns aos outros em sequência.

Este progresso é também estritamente limitado. O conhecimento do mundo pela criança não vai além das propriedades de objetos e acontecimentos que resultam diretamente de suas ações relacionadas com eles. A criança tem um conhecimento prático da maneira pela qual as coisas se comportam quando lida com elas, mas não tem a menor concepção dos motivos pelos quais se comportam assim. Seu pensamento está encerrado em seu próprio registro sensório-motor, que é exclusivamente seu. Seu conhecimento é privado e não tocado pela experiência de outras pessoas. O mundo de conhecimento público incorporado nos conceitos transmitidos através da linguagem não pode encontrar lugar no modelo do mundo elaborado pela criança até então.

FONTES RELEVANTES:

1. *The Origin of Intelligence in the Child.*
2. *The Construction of Reality in the Child.*

O aparecimento e desenvolvimento do pensamento simbólico Representação pré-conceitual: mais ou menos de um ano e meio aos cinco anos

Até agora, viu-se que todas as atividades exercidas pela criança até esta época criaram representações sensório-motoras na mente. Os objetos e acontecimentos que fazem parte dessas atividades existem dentro do modelo mental total como réplicas, ou imitações, que se derivaram das ações praticadas com aqueles objetos ou dentro daqueles acontecimentos. Poder-se-ia perguntar como são essas réplicas sensório-motoras. A resposta a tal pergunta desafia descrição verbal e só pode ser conjetura. Os escritos de Piaget sugerem, porém, uma maneira plausível de encarar a questão. Por exemplo, a representação da mãe, pelo bebê, poderia ser a seguinte:

Terá sido elaborada principalmente através de todas as atividades de que ele e sua mãe partilharam. Alimentação, banho, rotinas da hora de dormir, brinquedos, passeios juntos, tudo terá contribuído para a imagem. Essas atividades terão conotações sensórias que serão transformadas na representação, como calor e moleza, o alívio das dores da fome, o gosto de leite, o cheiro de sabonete e sons calmantes. A representação terá atributos espaciais, compostos de exploração tátil e visual. Partes da "forma" serão claramente diferenciadas, outras não, dependendo da significação que sua função tenha para o bebê. A representação pode ter ligado a ela um som, como "mã-mã". Esta representação será de espécie muito difusa, pois estará ligada à maioria das outras representações do bebê. A imagem que o bebê criou da mãe ocupará lugar predominante no plano das coisas sensório-motoras da criança. A mãe satisfez-lhe as necessidades mais prementes, e sua representação dela terá força correspondente. Como seria representado um aspecto menos significativo de seu ambiente? Sua representação de um prato, por exemplo, seria uma mistura de todas as atividades que o bebê executou com pratos. Estaria ligada a outras representações envolvidas no processo de comer. Misturada com ela haveria uma representação de mãe, alimento, mesa, cadeira, colher, copo e assim por diante. Teria também outras propriedades sensório-motoras relacionadas com seu peso, forma, gosto, som, dureza e frieza.

Essas réplicas de ação que existem na mente nessa época podem ser consideradas como símbolos do ambiente experimentado. Pode-se ver que o aparecimento de pensamento sensório-motor, isto é, o emprego de representações mentais para executar ações internas simples, pode ser agora encarado de outro ponto de vista. A representação sensório-motora até agora formada pode ser considerada como uma solução inter-relacionada de símbolos que a criança é capaz de manipular em conjunto com suas ações no ambiente.

Um exemplo do comportamento da criança nessa época dará clareza a esta mudança de ênfase. Imaginemos que uma criança de dois anos está brincando com seus brinquedos, entre os quais estão espalhadas algumas contas, a tampa de uma caixa e um ursinho de pelúcia. Ocorre o seguinte comportamento: a criança coloca as contas sobre a tampa da caixa e põe o ursinho ao lado dela, depois apanha as contas, uma por uma, e as põe na boca do ursinho.

Este comportamento ilustra vários dos desenvolvimentos importantes que a manipulação mental de símbolos permite. Os objetos que a criança está usando lembram-lhe as representações sensório-motoras que teve da experiência de comer. A tampa da caixa e as contas atuam como repositórios externos de seus símbolos internos de pratos e alimento. O ursinho simboliza ela própria, talvez. A criança organiza esses objetos como correspondentes físicos de sua simbolização interna do processo de comer e, no curso desse comportamento, consegue diversas coisas. Imitando todas as suas experiências anteriores de comer, ela clareia sua representação mental desses acontecimentos. Além disso, brincando dessa maneira, sua simbolização do objeto real que está usando se torna apurada. Ainda mais importante, este processo está exercitando e desenvolvendo o próprio processo de atividade mental simbólica. Nesse estágio de seu desenvolvimento mental, fazer a criança parar de brincar seria mais ou menos o mesmo que fazê-la parar de pensar*.

Isto pode ser assim resumido: o aparecimento de pensamento simbólico saído de pensamento sensório-motor permite à criança:

1. Usar suas representações sensório-motoras antigas

---

* Grande parte dos brinquedos da criança nesses anos relaciona-se com a manipulação externa de símbolos que estão fortemente impregnados de seus sentimentos a respeito de seu ambiente social e sua relação com ele. Embora essa atividade seja de grande importância para seu desenvolvimento emocional e social, não se fará mais referência a isto aqui, a não ser para observar que o mecanismo para a expressão dê seus sentimentos se deriva do modo simbólico de pensamento que a criança está empregando nessa ocasião.

em contextos que diferem daqueles nos quais elas foram originariamente adquiridas.

2. Usar objetos substitutos no ambiente para ajudar manipulação simbólica mental.
3. Divorciar de seu corpo a representação de seu próprio comportamento e aplicá-la fora de si própria.

A maneira pela qual a função simbólica se desenvolve a partir de pensamento sensório-motor pode ser assim resumida: durante pensamento sensório-motor podem ser criadas imitações internas de atividade externa. Ao fim do período sensório-motor o bebê pode recriar essas imitações e assim produzir uma imagem mental. A evocação no presente de atividade passada é mencionada por Piaget como imitação retardada. São imitações retardadas que produzem imagens mentais e essas imagens mentais são os símbolos que permitem mais desenvolvimento de pensamento. Pensamento sensório-motor pode ser distinguido de pensamento simbólico visto que, no primeiro, a imitação interna ocorre como resultado de atividade externa, enquanto no segundo imitações retardadas ou imagens surgem antes e a atividade externa segue-se a elas.

Pensamento simbólico e linguagem

Na época em que pensamentos simbólicos surgem de pensamentos sensório-motores, há dramático aumento no uso de linguagem pela criança. Piaget atribui este fato ao aparecimento da função simbólica, pois palavras são símbolos. Todavia, não há uma repentina mudança do uso de imagens, produzidas por imitação retardada, para o emprego de palavras como base de atividade mental. A princípio, "a palavra faz pouco mais do que traduzir a organização de esquemas sensório-motores para o que ela não é indispensável". A linguagem é, nessa época, simplesmente um acompanhamento de ação baseada em imagens. Nos seguintes exemplos, Piaget traça a mudança que ocorre quando a criança começa a usar representação verbal.

Com 1:11 (11)* (Depois de ter feito uma visita ela me disse): "Robert chora, o pato nada no lago, foi embora."

Com 1:11 (28) (Quando estava sozinha no jardim ela disse consigo mesma): "Mamãe foi embora, Jacqueline foi com mamãe."

Esses comportamentos são uma ilustração do ponto crítico em que a linguagem em processo de formação deixa de ser meramente acompanhamento de uma ação em progresso e é usada para a reconstituição de uma ação passada, promovendo assim um início de representação. A palavra começa então a funcionar como um sinal, vale dizer, não é mais meramente uma parte da ação, mas a evoca. (*Play, Dreams and Imitation,* p. 222).

Apesar desse avanço no emprego de linguagem, é opinião de Piaget que a linguagem, como sistema de símbolo conceitual, está fora do alcance da criança nessa época. Poder--se-ia resumir a explicação de Piaget da seguinte maneira: de um lado, há o sistema de imagem-símbolo da criança, esses símbolos são relacionados entre si de maneira privada e única; suas relações resultaram da maneira pela qual a criança experimentou objeto e acontecimentos, e, particularmente, das ações que ela executou em ligação com eles. Usa esses símbolos para significar o ambiente, e novas experiências têm significação até onde ela pode relacionar tais experiências com seus símbolos existentes. Por outro lado, há linguagem que é um sistema de símbolo público, apurado através de séculos de uso. As palavras de que ele é composto têm significações socialmente acordadas e relacionam-se entre si de acordo com regras ou sintaxe. Mais particularmente, as palavras são usadas para incorporar conceitos, e conceitos, sendo abstrações, não são coisas ou objetos que possam ser vistos ou manipulados fisicamente.

A propriedade conceitual de palavras e relações de palavra pela qual Piaget mais se interessa, neste estágio, é a relação de inclusão, que se pode explicar assim: Palavras, como John Smith e Fido, rotulam entidades individuais. Tais entidades têm existência concreta. No entanto, podem-se formar grupos dessas entidades individuais. Por exemplo, John Smith, Harry Jones e Dick Brown podem ser agrupadas e receber o rótulo verbal de *homem*. Fido, Rover e Spot podem ser rotulados como *cão*. Essas palavras, homem e cão, são conceituals; não descrevem entidades individuais, mas grupos de entidades individuais e são por isso palavras de classe. Tais palavras não têm correspondentes ambientais concretos; só podem ser encontrados no ambiente exemplares desses conceitos. Este processo de conceitualização pode ser ainda continuado. Tomemos, por exemplos, as classes homem, mulher e criança. Podem ser agrupadas juntas e rotuladas como *ser humano.* Alternativamente, as classes "homem" e "cão" podem ser agrupadas e rotuladas como *animal.* Surge esta relação de inclusão porque a entidade individual, John Smith, está incluída na classe de homens e a classe de homens está incluída na classe de seres humanos, isto é, John Smith é um homem e este é um ser humano.

Estes aspectos da linguagem como sistema de símbolos, isto é, palavras conceituals, e sua relação entre si por inclusão, apresentam grande dificuldade para a criança quando ela usa linguagem. Isso pode ser ilustrado pelo seguinte exemplo imaginário: suponha-se que a criança tem uma imagem-símbolo do pai. Essa imagem-símbolo foi elaborada com todas as atividades que a criança exerceu com o pai ou viu o pai exercer. A imagem abrange também outros homens além do pai, como o carteiro, o tio e o homem da casa vizinha, pois sua forma e comportamento assemelham-se aos do pai. Assim, seu símbolo de seu pai assemelha-se mais a uma vaga impressão de comportamento de homem, pois tem propriedades comuns a todos os homens ao mesmo tempo em que simboliza um único homem. Expressado abstratamente, este símbolo tem ao mesmo tempo as propriedades de uma classe geral, isto é, homem, e de um exemplar específico, isto é, pai.

Poderia ocorrer o seguinte incidente imaginário: suponha-se que o símbolo verbal que a criança tem seja Papai. O padeiro chega à porta e a criança diz: "Papai". A mãe replica: "Não! Papai, não. É um homem." A criança repete: "Homem", dando assim a seu símbolo privado um rótulo público. Mais tarde, seu pai volta para casa e a criança diz: "Homem", ao que a mãe replica: "Não! Homem, não. É Papai!" Esta mesma espécie de confusão ocorre em muitos outros casos. Por exemplo, o símbolo da criança para um cão poderia ser o de um único cão chamado Fido, que é o animal de estimação da família, e inexplicavelmente misturados com ele, um ou dois outros cães da vizinhança, grandes ou pequenos, além de vacas, cavalos e gatos que a criança viu. Afinal de contas, esses animais têm semelhanças impressionantes. O rótulo verbal que a criança dá a esse símbolo depende de ter ouvido a palavra "Fido" ou "cão", quando tinha o símbolo em mente, não tendo essa rotulação a menor relação com a natureza conceitual dessas palavras ou sua relação de inclusão. No que se refere à criança, um Fido poderia ser um cão ou um cão poderia ser um Fido, com igual lógica.

As imagens da criança atuam, portanto, tanto como símbolos de uma identidade individual quanto como símbolos de uma classe de entidades, ao passo que na linguagem são usadas palavras diferentes para o exemplar de uma classe e para a própria classe, sendo as diferentes palavras ligadas pela relação de inclusão. Comentando as imagens da criança, Piaget observa:

Essas duas características – ausência de identidade individual e de classe geral – são na realidade a mesma coisa. É porque não existe uma classe geral estável que os elementos individuais, não sendo reunidos dentro da estrutura de um todo real, participam diretamente um do outro sem individualidade permanente, e é a falta de individualidade das partes que impede o todo de tornar-se uma classe abrangente. (*Play, Dreams and Imitation,* p. 226).

À atividade simbólica da criança nessa época Piaget chama pré-conceitual, com o que sugere que os símbolos disponíveis para manipulação mental e expressados em linguagem têm a propriedade de um preconceito. Preconceito é "intermediário entre o símbolo imaginado e o conceito propriamente dito", e é definido corno: "... ausência de inclusão dos elementos em um todo e identificação direta dos elementos parciais entre si, sem a mediação do todo". (*Play, Dreams and Imitation,* pp. 226-7).

Os exemplos seguintes ilustram o pensamento pré-conceitual da criança:

Com 2:6 (3) "Isto não é uma abelha, é um zangão. É um animal?"

Com 3:2 (20) (Criança) "Aquele homem é um papai?" (Adulto) "Que é um papai?" "É um homem. Ele tem uma porção de Luciennes e uma porção de Jacquelines." "Que são Luciennes?" "São meninas pequenas e Jacquelines são meninas grandes."

Com 3:3 (27) "Minhoquinhas são animais?" (*Play, Dreams and Imitation, p. 225.)*

Nesse exemplo, a relação de inclusão entre um zangão, uma abelha e um animal ou entre uma minhoca e um animal, ainda não é compreendida. O atributo definidor de um papai, como classe de homem que tem filhos, é compreendido, mas expressado com o emprego de exemplares, não da palavra conceitual "filhos". Os conceitos de "meninas pequenas" e "meninas grandes" são expressados em referência a exemplares individuais.

Evidentemente, o emprego de linguagem pela criança nessa época desempenha certo papel no desenvolvimento de seus processos mentais. Piaget vê o progresso deste desenvolvimento como algo em que a imagem privada cede lugar ao sinal verbal público. Quando surgem pensamentos operacionais, mais ou menos aos sete ou oito anos, o sinal verbal é o significador usado em pensamento, em lugar da imagem. A imagem atua então como símbolo individual que apoia o sinal verbal. Comentando esta metamorfose, escreve ele que no nível de pensamento operacional a imagem "... é reduzida à categoria de mero símbolo, inadequado, mas às vezes útil, sendo seu papel o de mero assistente do sinal verbal". (*Play, Dreams and Imitation,* p. 271).

Do ponto de vista da importância relativa de linguagem para o progresso de desenvolvimento intelectual, Piaget considera que existem vários fatores em ação, dos quais um é a linguagem. O principal interesse de Piaget é descobrir os sistemas operacionais pelos quais o pensamento é organizado e ele considera a linguagem, e seu uso pela criança, como um fator que contribui para a formação desses sistemas operacionais. Faz o seguinte comentário: "Evidentemente, como os esquemas conceituais têm relação com o sistema de sinais verbais organizados, o progresso na representação conceitual caminhará lado a lado com o da linguagem." (*Play, Dreams and Imitation,* p. 221).

Piaget acentua, entretanto, que, para usar linguagem de maneira conceitual e como veículo de pensamento, é necessária a existência de sistemas operacionais. Comenta ele que "... a capacidade para construir representações conceituais é uma das condições necessárias para a aquisição de linguagem". (*Play, Dreams and Imitation,* p. 221).

Assim, para Piaget, existe um processo recíproco no qual o uso de linguagem pela criança ajuda a desenvolver suas operações mentais, enquanto, de outro lado, o desenvolvimento de pensamento operacional, devido à atuação de numerosos fatores, permite que a linguagem seja usada em atividade operacional. Escrevendo a respeito do crescimento de pensamento lógico no começo da infância, Piaget diz:

(...) o fato de a linguagem de adultos cristalizar um esquema operacional não significa que a operação seja assimilada dentro de formas linguísticas. Antes que possam compreender a operação implícita e aplicá-la, as crianças precisam realizar uma estruturação ou mesmo várias reestruturações sucessivas. Estas dependem de mecanismos lógicos. Não são transmitidas passivamente pela linguagem. Exigem uma construção ativa da parte do sujeito. (*Early Growth of Logic*, p. 4).

No final do livro, sob o título "Problemas e Dificuldades", é feita breve menção ao fato de nem todos os psicólogos aceitarem esse ponto de vista sobre o papel desempenhado pela linguagem no desenvolvimento do pensamento.

Transducção

Os seguintes exemplos ilustram uma forma de pensamento prevalecente durante esses anos, que Piaget chama de transducção:

Com 2:4 (27) "Papai está apanhando água quente, ele vai fazer a barba."

Com 4:10 (21) "Eu não dormi, por isso não é de tarde." (*Play, Dreams and Imitation, pp. 231-2.)*

Nesses exemplos, as crianças fazem declarações de implicação, isto é, se acontece "x", então acontece "y", embora não haja necessariamente a menor relação entre os dois acontecimentos. Água quente implica em barbear-se e ausência de sono implica em ausência de tarde. Piaget sugere que raciocínio dessa espécie ocorre porque a criança está tentando fazer inferências sem ter os conceitos com os quais efetuar o processo de raciocínio. Raciocínio, da espécie aqui usada, exige um símbolo geral (conceito) de barbear-se dentro do qual há vários exemplares, por exemplo, barbear-se com água quente, barbear-se com barbeador elétrico, barbear-se com creme sem pincel. Seria também necessário um símbolo geral (conceito) para água quente, dentro do qual há exemplares, por exemplo, água quente para barbear-se, água quente para fazer chá e água quente para lavar-se. Como nesse estágio a criança só tem preconceitos com que raciocinar, isto é, símbolos que não são gerais nem particulares, resulta raciocínio transductivo. Poder-se-ia imaginar que o símbolo de barbear-se da criança contém Papai, rosto, água quente, navalha, sabão, banheiro, e o símbolo de água quente contém lavar-se, rosto, sabão, banheiro. Assim, a inferência de que água quente implica em barbear-se é feita de antemão. (Água quente é barbear-se.) Transducção surge quando a criança raciocina de preconceito para preconceito e existe a tentação de referir-se a esse processo como ilógico. Contudo, dificilmente seria possível alguém pensar ilogicamente antes de ter podido pensar logicamente. Piaget usa o termo pré-lógico para assinalar essa distinção.

Justaposição e Sincretismo

Esses termos referem-se a modos de pensamento estreitamente relacionados com a natureza dos símbolos que a criança elaborou até agora (preconceitos) e a forma de raciocinar que os preconceitos permitem (transducção). Justaposição e sincretismo expressam-se na maneira pela qual a criança explica o comportamento de coisas (causa e efeito), na maneira pela qual expressa verbalmente seus pensamentos (estrutura de sentença) e como retrata seu conhecimento (desenhos). Justapor é reunir partes sem relacioná-las:

Com 4:0 (Adulto) "Que faz o motor funcionar?"
"A fumaça."
"Que fumaça?"
"A fumaça da chaminé."
(*Physical Causality, p. 228.*)

Aqui, a explicação deriva-se do que é visível sem um conhecimento das peças operacionais. O movimento do motor e da fumaça, ambos evidentes e dinâmicos, são justapostos como causa e efeito.

Com 6:0: "Eu perdi minha caneta porque não estou escrevendo."
(Judgement and Reasoning, p. 17.)

Aqui, vê-se a dificuldade no uso de palavras de implicação.

O desenho abaixo, de uma criança retardada de nove anos, mostra justaposição sem relações no caso das peças de uma bicicleta.

Piaget observou a respeito dessa espécie de desenho que a criança sabia "que a corrente, os pedais e a roda dentada eram necessários para pôr a máquina em movimento", mas não tinha "conhecimento dos detalhes de inserção e contato".

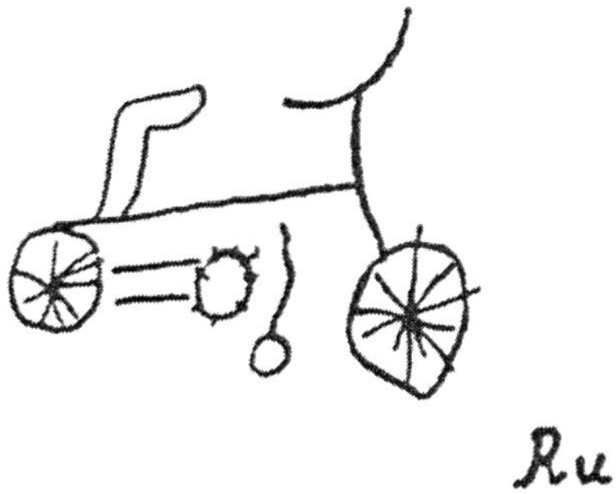

(de Physical Causality, p. 207.)

Por outro lado, pensamento sincrético é visto quando a criança relaciona tudo com tudo o mais.

Com 6:0 (Adulto) "Por que o sol não cai?"
"Porque está quente. O sol fica parado lá."
"Como?"
"Porque é amarelo."
(Judgement and Reasoning, p. 229.)

Com 4:0 (Adulto) "Como é que a bicicleta anda?"
"Com rodas."
"E as rodas?"
"São redondas."
"Como é que elas viram?"
"É a bicicleta que faz elas virarem."
(Physical Causality, p. 201.)

Em suma, pode-se dizer que justaposição é pensamento que surge através da concentração em partes ou detalhes de uma experiência sem relacionar essas partes com um todo, enquanto sincretismo é pensamento que surge através da concentração no todo de uma experiência sem relacionar o todo com as partes. Ambos esses modos de pensamento surgem através da incapacidade de sintetizar as partes e o todo em um grupo relacionado. A esse respeito Piaget observa o seguinte:

Para a criança, "tudo está ligado a tudo o mais, o que vem a ser exatamente o mesmo que nada está ligado a nada mais". (*Judgement and Reasoning*, p. 61).

Centração e Representação Estática

Piaget oferece muitos exemplos das forças de pensamento a que se refere como estáticas e demonstrando centração. Os seguintes exemplos ilustram isso:

Com 4:3 Uma experiência com ovos e oveiros

Arranjo A

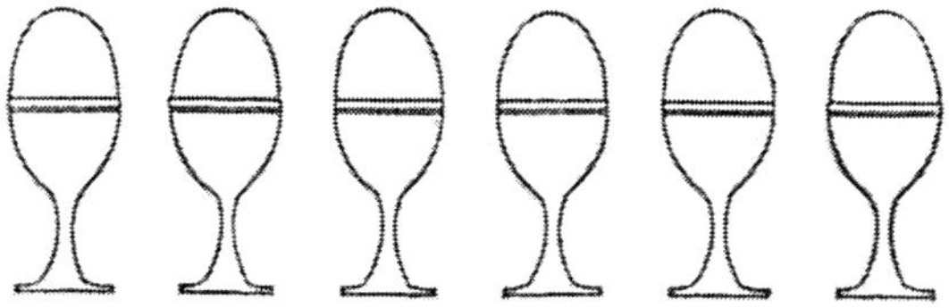

Uma fileira de oveiros é disposta como mostra a figura. Pergunta-se à criança se existe o mesmo número de ovos e oveiros, ao que ela responde: "Sim".

Arranjo B

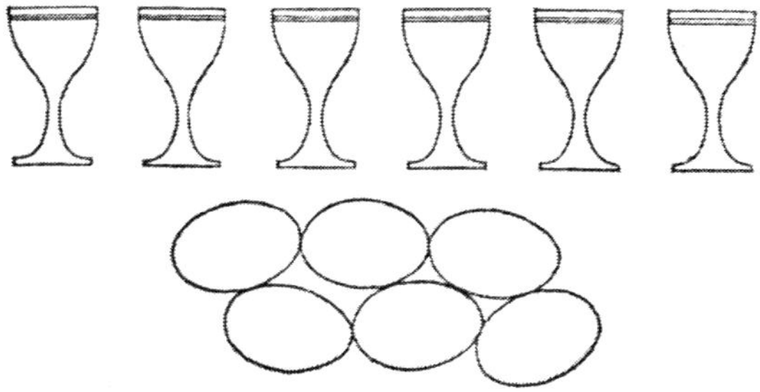

(Adulto) "São iguais agora?"
"Não"
"Por que?"
"Tem mais oveiros."

Arranjo C

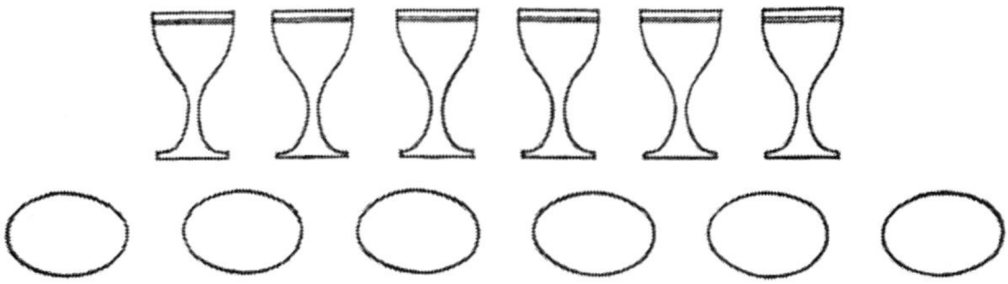

(Adulto) "Olhe, tem agora o mesmo número de ovos e oveiros?"

"Não, tem mais ovos."

(*Number*, pp. 50-1.)

Piaget explica os pensamentos dessa espécie da seguinte maneira: como se viu acima, crianças desta idade não são capazes de representar um objeto ou acontecimento complexo, relacionando partes para formar um todo. Podem experimentar um todo não diferenciado total (sincretismo) ou concentrar-se nas partes ou detalhes (justaposição). As respostas dadas pela criança nessa experiência indicam que ela está atentando para o arranjo dos ovos ou para o arranjo dos oveiros, mas não para ambos e para sua relação recíproca. Quando os oveiros são mais espaçados, parecem ter aumentado de número. Quando os ovos são mais espaçados, dominam também seu pensamento e parecem ter aumentado de número. Esta fixação sobre o aspecto de uma relação cambiante com exclusão dos demais aspectos é chamada por Piaget de "centração".

Intimamente associada a essa incapacidade de descentralizar o pensamento está a incapacidade da criança de ligar um arranjo de objetos com outros quando observa tais arranjos mudarem. Se a criança tivesse sido capaz de relacionar o Arranjo "A" com o Arranjo "B" e o Arranjo "B" com o Arranjo "C", teria sabido que cada arranjo era uma transformação do outro. Em outras palavras, teria sabido que as partes da experiência não haviam mudado, mas só o arranjo dessas partes. Esta incapacidade de manipular representações mentais de maneira rápida e flexível, e de ser assim capaz de lidar com transformações, é chamada por Piaget de representação estática.

Egocentrismo

Piaget define o termo egocentrismo como se segue: "(...) egocentrismo é de um lado a primazia de auto-satisfação sobre reconhecimento objetivo (...) e, de outro lado, distorção da realidade para satisfazer a atividade e o ponto de vista do indivíduo. Em ambos os casos, é inconsciente, sendo essencialmente resultado do malogro em distinguir entre o subjetivo e o objetivo". (*Play, Dreams and Imitation*, p. 285).

Os seguintes exemplos ilustram algumas das formas que o egocentrismo pode tomar:

Com 3:7 (14) As estrelas são horríveis, elas me machucam."
(Play, Dreams and Imitation, p. 252.)

Com 6:0 (A respeito do sol) "Ele chega conosco para olhar para nós."
"Por que ele olha para nós?"

"Olha para ver se somos bons."
(*World*, p. 216.)

Com 3:2 (20) Lucienne ouviu o barulho de um caminhão que vinha pela estrada em ângulo reto com aquele em que estávamos e ficou atemorizada: "Não quero que ele venha aqui. Quero que ele vá para lá."
O caminhão passou, como ela desejava. "Sabe, ele foi para lá porque eu não queria que ele viesse aqui."
(*Play, Dreams and Imitation, p. 258.)*

Com 4:6 "Estou batendo o pé no chão, porque se não bato a sopa não é boa. Se bato, a sopa é boa."
(*Ibidem.*)

Com 6:0 (Adulto): "Por que há ondas no lago?" "Porque puseram elas lá."
(*Physical Causality, p. 89.)*

Com 4:6 (Adulto): "Você tem uma irmã?"
"Tenho."
"E ela tem uma irmã?"
"Não, ela não tem irmã. Eu sou minha irmã."
(*Judgement and Reasoning, p. 85.)*

No fundo de todas essas expressões de egocentrismo, pode-se ver que o fator comum é a natureza subjetiva e efetiva do ponto de vista da criança sobre o mundo. Ela atribui aos inanimados sentimentos iguais aos seus. Acredita que seus pensamentos têm o poder de modificar acontecimentos. (Afinal de contas, seus pensamentos e suas ações são duas partes do mesmo processo. Suas ações modificam acontecimentos, porque seus pensamentos não podem fazer o mesmo?) A criança acredita que as coisas existem porque alguém as pôs lá, mais ou menos como sua mãe lhe fornece coisas. Finalmente, ela não tem ainda a menor noção de pontos de vista diferentes do seu.

SUMÁRIO

Representação simbólica emerge de representação sensório-motora mais ou menos à idade de dois anos. Pensamento sensório-motor continua paralelamente a essa atividade simbólica. Surge a função simbólica porque se pode evocar a imitação internalizada – produto final de pensamento sensório-motor – na ausência das ações que criaram originariamente as imitações. Esta evocação Piaget chama de imitação retardada. Imitações retardadas dão origem a imagens, que são os símbolos que a criança usa para pensamento pré-conceitual. Suas imagens-símbolos são uma coleção de ações, objetos e acontecimentos, que se relacionam entre si de maneira única e privada.

Em virtude da função simbólica, o emprego de linguagem torna-se possível. Os dois sistemas de símbolo, a coleção de imagens da criança e a linguagem, não se apoiam mutuamente no início. A linguagem é não-representativa e conceitual em sua organização, ao passo que os símbolos das crianças estão estreitamente ligados a suas origens sensório-

-motoras. Desenvolve-se o preconceito, que é "intermediário entre o símbolo imaginado e o conceito propriamente dito". Preconceitos são representações que não conseguem verdadeira generalidade, nem verdadeira individualidade, mas flutuam incessantemente entre esses dois extremos.

A natureza exclusivamente pessoal das representações da criança durante esses anos limita-lhe o uso delas em um contexto social, isto é, quando são expressadas em linguagem. Quando ela não reage aos pensamentos dos outros, isso é em parte devido à sua incapacidade de ajustar tais pensamentos dentro dos seus próprios. O que poderia ser vagamente chamado de egoísmo é, em parte, uma medida de sua incapacidade de pensar em qualquer outro ponto de vista a não ser o seu. O pensamento pré-conceitual mostra propriedades de transducção, justaposição, sincretismo, centração, representação estática e egocentrismo.

Não se fez menção do conhecimento de espaço e tempo pela criança durante esses anos. No que se refere à representação de espaço, seu conhecimento limita-se ao registro sensório-motor da atividade física que a criança executa quando se move entre os objetos concretos de seu ambiente e quando lida com esses objetos. O espaço propriamente dito, um conceito invisível e intangível, não tem existência. Para a criança, o espaço está incorporado na forma de coisas, na proximidade, separação, encerramento e continuidade. A criança não é capaz de representar grupos de objetos de qualquer outra maneira a não ser daquela cm que os vê em determinado momento. Só reconhece um objeto de um ponto de vista incomum se tiver dele completo registro sensório-motor. Grupos de objetos ou cenas distantes não têm essa permanência de forma e são considerados como novos e diferentes quando vistos de um ponto de vista incomum.

O tempo também, como conceito invisível e intangível, não tem significação para a criança. Todavia, várias espécies de experiência têm conotações temporais. A criança reconhece o ritmo de sua vida cotidiana. Refeições, brinquedos, sono, luz e escuridão, a presença ou ausência do pai em casa são relacionados em sequência. A duração de um acontecimento existe em virtude da atividade sensório-motora que a criança executa a fim de acompanhar o movimento.

FONTES RELEVANTES

1. *Play, Dreams and Imitation in Childhood*
2. *The Child's Conception of Causality*
3. *Judgement and Reasoning in the Child*
4. *The Child's Conception of Number*

Representação articulada ou intuitiva, limiar do pensamento operacional: dos quatro aos oito anos

As propriedades de pensamento pré-conceitual que foram esboçadas acima mostram modificações durante estes anos. Ocorre uma metamorfose e surge o pensamento operacional. Esta transição pode ser encarada quer do ponto de vista do gradual desaparecimento das limitações do pensamento pré-conceitual, quer do ponto de vista de seu aparecimento.

O propósito desta subparte será indicar a maneira pela qual o pensamento pré-conceitual se torna articulado, mostrando uma intuição de estrutura operacional e superando assim as limitações do preconceito. A subparte seguinte indicará a maneira pela qual o pensamento operacional surge desta fase intuitiva.

Interação Social e Linguagem

O aumento do envolvimento social da criança durante estes anos dá impulso ao desenvolvimento de seus processos intelectuais. Interação social exige comunicação e a criança tenta expressar seus pensamentos e fazer sentido dos pensamentos das outras pessoas. Tal comunicação é difícil, pois, até certo ponto, ela e seus iguais ainda estão vivendo em mundos únicos e privados que não se prestam a intercâmbio e reciprocidade. Contudo, a partilha de materiais, a partilha de experiência em brinquedos e o empenho em tarefas semelhantes força a criança a uma forma comunal de pensamento. A principal moeda desse intercâmbio social é a linguagem, e a criança mergulha em um mar de palavras que definem e relacionam seus comportamentos sociais e suas atividades físicas. Queira ou não, a criança começa a ver sua relação com os outros como recíproca e não unidirecional. Descobre que aquilo que pensa não é necessariamente igual aos pensamentos dos outros. Atividade social e estrutura linguística dentro das quais opera fazem pressão sobre ela, que ajusta seus pensamentos em conformidade com isso. Começa a ver-se, a si e ao mundo que a cerca, de outros pontos de vista. Piaget diz: "De fato, é precisamente por um constante intercâmbio de pensamento com os outros que somos capazes de nos descentralizarmos dessa maneira, para coordenar internamente relações que derivam de pontos de vista diferentes." (*Intelligence*, p. 164).

Durante esses anos, os símbolos da criança começam a relacionar-se entre si à medida que as palavras se relacionam em padrões de fala. A linguagem começa a operar como veículo de pensamento. Convém lembrar nesse sentido um estágio anterior do desenvolvimento de pensamento. Na época em que o pensamento simbólico surgiu de pensamento sensório-motor, o bebê criou imagens internas de sua atividade ostensiva e usou essas imitações a fim de executar ações mentais. Agora a fala está-se tornando internalizada e pode desempenhar papel maior em ações mentais.

O Declínio do Preconceito

Com 4:4 (2) (A criança está olhando para uma barra de ferro.): "Que é aquela vara, é ferro?"
"É."
"Oh, sim, porque é fria, porque faz música."
(Bate com a barra no chão.)
(*Play, Dreams and Imitation, p. 233.*)

Este exemplo mostra que um conceito primitivo de vara de ferro se formou, definido por sua frieza e pelo som que faz. Esta classificação diferencia-a, digamos, de uma vara de madeira.

O Declínio da Transducção

Com *6:7* (8) (Criança): "As borboletas azuis gostam do molhado?"
"Gostam."
"E as marrons? Elas gostam que esteja seco.
Então por que há algumas delas aqui com as azuis?"
(*Ibidem*, p. 232.)

Neste exemplo, a criança chega a uma conclusão falsa sobre o fato de as borboletas marrons gostarem que esteja seco. Contudo, o elemento transductivo não é tão forte, pois a criança nota que a prova não apóia o raciocínio.

O Declínio de Justaposição e Sincretismo

Com 8:0 (Criança): Falando sobre uma locomotiva: "Há uma fogueira grande. A fogueira faz um pedaço de ferro andar, naquela espécie de volta (as barras de ligação) e isso faz as rodas virarem." (*Physical Camality, p. 229.)*

Com 6:0 (Criança): A bicicleta anda com as rodas e "o homem faz com que elas funcionem."

"Como?"
"Quando ele está andando. Ele pedala
com os pés.
Isso faz as rodas funcionarem."
"Para que serve a corrente?"
"Para segurar as rodas, não os pedais (...)"
(*Ibidem,* p. 207.)

Esses exemplos indicam que os pormenores e o processo total são vistos agora muito mais como um todo relacionado e que existe mais compreensão de causa e efeito. No que se refere aos desenhos da criança, eles também indicam desenvolvimento paralelo.

O Declínio de Centração e Representação Estática

Com 5:7 (A experiência com ovos e oveiros.)

Arranjo A

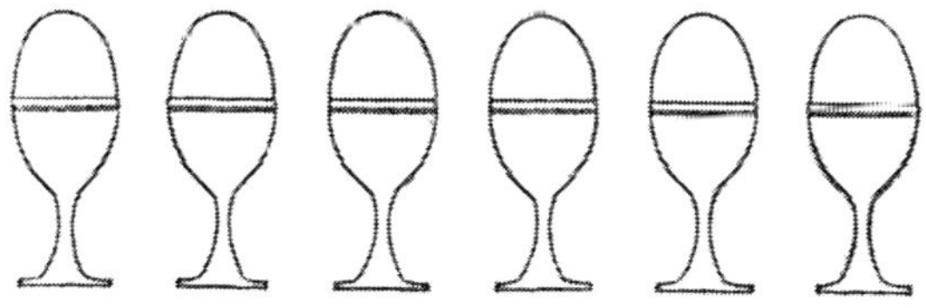

A criança põe seis ovos em seis oveiros. Em seguida os ovos e os oveiros são rearranjados da seguinte maneira:

Arranjo B

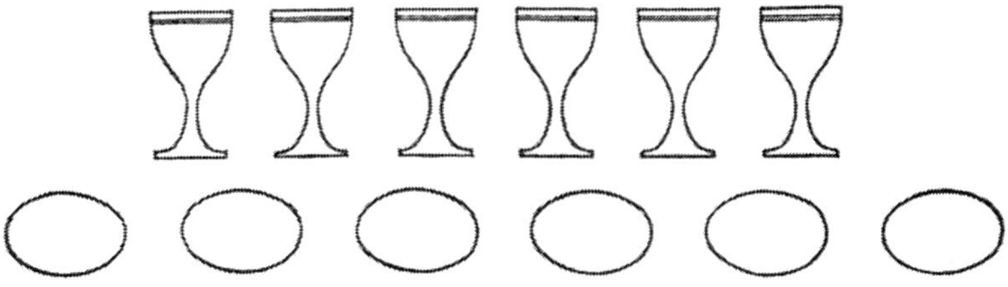

(Adulto): "Onde há mais?"
"Aqui." (Indicando os ovos.)
"Se quisermos pôr de novo um ovo em cada oveiro, ainda haverá o número certo?
"Sim... Não sei."
(*Number*, p. 52.)

A tendência a fixar-se sobre um aspecto do arranjo está declinando. A criança começa a descentrar e ser capaz de relacionar um arranjo com outro. Começa a pensar em termos de transformação mais do que de estados desligados e separados. Esta capacidade ainda não apareceu completamente neste exemplo.

O Declínio de Egocentrismo

Com 5:11 "A gente poderia pensar que as estrelas se estão movendo porque nós estamos andando."

Com 6:3 (10) (J. está rodopiando.) "A gente pode achar que tudo está rodando, mas as coisas não estão realmente virando."

(*Play, Dreams and Imitation*, pp. 265 e 260 respectivamente.)

A criança não está mais segura de que as estrelas se movem porque ela se move. Rodopiar apenas parece fazer o mundo girar.

No que se refere a relações espaciais, a descentralização da criança ainda vai demorar um pouco, como mostra a seguinte experiência:

Com 8:2 A criança fica sentada diante de um modelo de três montanhas na posição mostrada no diagrama. Uma boneca é colocada no lugar indicado. Pede-se à criança que, em uma coleção de quadros, que são vistas dessas montanhas de perspectivas diferentes, escolha aquela que pensa ser a vista da boneca.

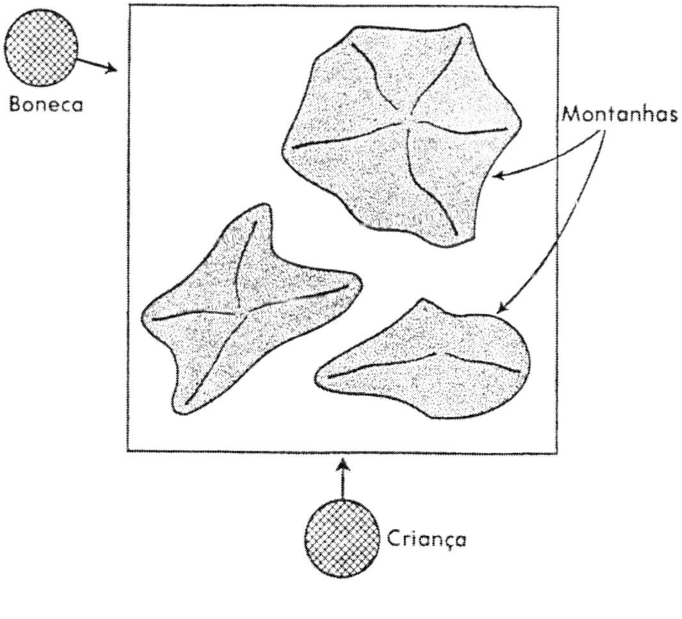

(Adulto) "Qual destes três quadros é o certo?"
"Este é o certo; ela vê as três montanhas como são."
(A criança escolhe um quadro que reproduz
sua própria vista.)
(*Space*, p. 219.)

SUMÁRIO

Interação social com linguagem presta importante contribuição ao desenvolvimento de estruturas mentais entre quatro e oito anos de idade e continua a fazê-lo a partir de então. Esses fatores têm influência na descentralização do ponto de vista da criança sobre o mundo. Quanto mais a criança se relaciona socialmente e usa linguagem em sua atividade, mais reorienta seu modelo mental do ambiente. A mudança ocorre de duas maneiras principais. Em primeiro lugar, ela ordena e relaciona suas representações mais de acordo com a natureza conceitual de linguagem. Isto por sua vez aumenta sua capacidade de comunicar-se coerentemente. Em segundo lugar, ela começa a rearranjar suas representações de modo a permitir a relatividade e pluralidade de pontos de vista que a interação social lhe impõe. As limitações nas formas de pensamento características do período pré-conceitual tornam-se menos acentuadas.

No que se refere à compreensão de espaço e tempo, estes conceitos, no sentido abstrato, estão ainda fora do alcance da criança. Objetos têm espaço e a criança pode pensar que eles consomem o espaço que ocupam. Pode dizer que a distância entre pessoas é menor quando entre elas se coloca uma parede. A distância entre objetos não é constante porque a presença de outros objetos pode modificar tais distâncias. A posição de objetos relativamente à criança pode também mudar sua representação das dimensões dos objetos. De maneira mais ou menos semelhante, o tempo é incorporado em acontecimentos e cada acontecimento tem seu próprio tempo. Por isso a criança é incapaz de comparar o tempo tomado por dois acontecimentos. Pode dizer que o acontecimento que terminou por último demorou mais, sem considerar qual dos acontecimentos começou primeiro. Objetos que se distanciam mais podem demorar mais, independentemente de sua velocidade. Quando as coisas são grandes, podem ser também consideradas velhas. A criança pode pensar que a hora do dia em lugares adjacentes é diferente.

Mais ou menos no fim desse período de idade, as crianças começam a compreender que espaço pode estar vazio assim como estar cheio e que ausência de acontecimentos, isto é, intervalo entre acontecimentos, tem duração.

Com 5:9 (2) "Existem tempos em que não há horas sempre, sempre?"
(*Play, Dreams and Imitation, p. 266.*)

Piaget explica da seguinte maneira a dificuldade da criança com medição espacial e temporal. O espaço e o tempo não apenas são invisíveis, mas ambos são também totalmente inter-relacionados no que se refere à criança. Tempo é consumido em movimento, e movimento consome espaço. Espaço é apreciado pelo movimento que contém, e movimento tem duração.

O desaparecimento das principais características do pensamento pré-conceitual pode ser encarado de outra maneira. Pode-se dizer que as ações mentais que produzem representações estão se tornando mais flexíveis, móveis e coordenadas entre si. Há crescente mobilidade com a qual a criança pode agrupar suas representações em um sistema inter-relacionado. Esta coordenação de representações é a indicação de que operações mentais estão começando a surgir. A natureza do pensamento operacional será esboçada na subparte seguinte. As formas de pensamento que começam com o aparecimento de representação simbólica, mais ou menos aos dois anos de idade, e desenvolvem-se em representações articuladas mais ou menos aos sete ou oito anos de idade, constituem o período de Pensamento Pré-operacional.

FONTES RELEVANTES

1. *Play, Dreams and Imitation in Childhood*
2. *The Child's Conception of Causality*
3. *Judgement and Reasoning in the Child*
4. *The Child's Conception of Number*
5. *The Child's Conception of World*

O aparecimento de pensamento operacional. Operações concretas: dos sete aos doze anos

Os processos mentais, que Piaget chama de operações, surgem das representações articuladas que foram esboçadas acima. O propósito desta subparte é destacar as principais propriedades de operações concretas e mostrar como se formaram de modos de pensamento anteriores. Será feita uma comparação entre pensamento pré-operacional e operacional.

Operações com Classe

Com 6:8 (Pré-operacional.) É dada à criança uma coleção de contas de madeira, das quais dezoito são marrons e duas são brancas.
(Adulto) "Existem mais contas de madeira ou mais contas marrons?"
"Mais marrons, porque há duas brancas."
"As brancas são feitas de madeira?"
"São."
"E as marrons?"
"São."
"Então há mais marrons ou mais de madeira?"
"Mais marrons."
(*Number*, p. 164,)

Para responder corretamente às perguntas sobre as contas de madeira marrons e brancas, a criança precisa executar certas ações mentais com três classes de contas. Precisa juntar mentalmente a classe de contas brancas e a classe de contas marrons a fim de formar a classe de contas de madeira que abrange aquelas duas. Precisa também ser capaz de inverter mentalmente a operação, de modo que separe a classe de contas brancas das contas de madeira, a fim de formar de novo a classe de contas marrons. Ao mesmo tempo em que faz isso, precisa também manter a classe de contas de madeira para que a classe de contas marrons possa ser incluída nela. As respostas que a criança dá mostram que ela não é capaz de executar essas operações mentais. Não compara parte (contas marrons) com o todo (contas de madeira), mas compara parte (contas marrons) com parte (contas brancas). Quando uma parte é retirada o todo não existe mais.

Com 8:0 (Operacional)
(Adulto) "Existem mais contas marrons ou mais contas de madeira?"
"Mais de madeira."
"Por quê?"
"Porque as duas brancas também são feitas de madeira."
(*Number*, p. 176.)

As respostas que a criança dá aqui indicam que ela não encontra dificuldade nessa experiência. É capaz de inverter a ação mental que criou uma classe ampla de contas de madeira, a fim de formar de novo as classes de contas brancas e marrons, mas ao mesmo tempo é mantida a classe ampla de contas de madeira. A criança compara então parte com todo. A operação mental que a criança emprega nesta experiência, Piaget chama de reversibilidade.

Muitas crianças mais novas são capazes de separar objetos em grupos e descobrir nomes para grupos de objetos. Mas isso não implica em que sejam capazes de operar com suas representações. Como foi visto antes, quando esboçamos o ponto de vista de Piaget sobre atividade mental com preconceito, as crianças podem muitas vezes usar palavras conceituais, mas não têm a propriedade lógica de um conceito. Piaget observa:

Vários escritores verificaram que as crianças de 2-4 lhes diziam que um cão era um animal, uma senhora era uma pessoa e uma margarida era uma flor. Concluíram que essas crianças haviam atingido o nível de classificação hierárquica. Com isso não podemos concordar. O que esses fatos indicam é que, dados certos elementos conhecidos, essas pequenas crianças podem ir além do nível de coleções gráficas, e os esquemas linguísticos correspondentes são estruturados em partes e todos. Mas a estrutura não é de uma classificação operacional." (*Early Growth of Logic*, p. 117.)

Operações com Relações

Com 7:0 (Pré-operacional.) São dados à criança dois copos de formatos diferentes, um copo largo (B), no qual há um pouco de líquido, e um copo estreito (A), completamente vazio.

Pede-se à criança que derrame líquido no (A), de modo que fique com a mesma quantidade de líquido que existe no (B).
Ela faz isso como está mostrado abaixo.

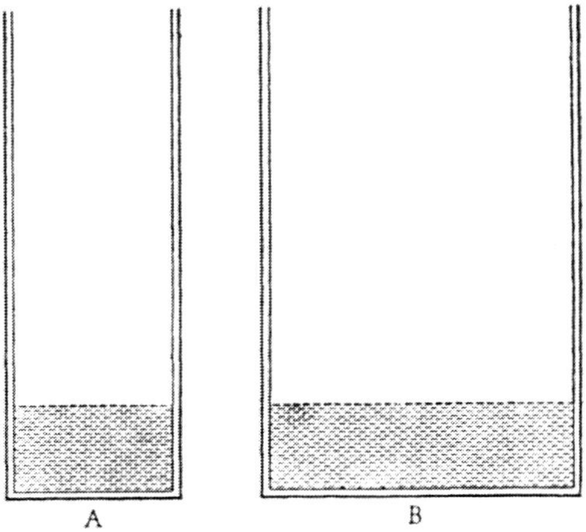

(Adulto) "Estão iguais?"
"Não"
A criança acrescenta então mais líquido a (A), como está mostrado abaixo:

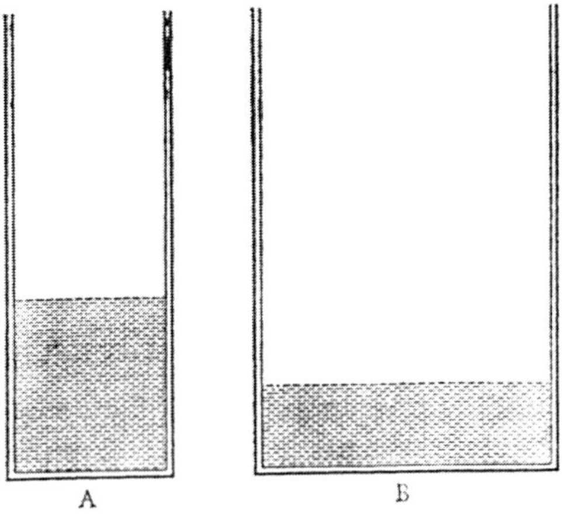

A criança diz então: "Não, isso é muito", e depois derrama o líquido de modo a fazer com que os níveis fiquem novamente iguais. (*Number*, p. 16.)

Para realizar com êxito esta experiência, a criança precisa ser capaz de transformar a forma do líquido que vê em (B) em uma nova forma, que será a forma criada à medida que derrama o líquido em (A). Expressando isso de outra maneira, a criança precisa ter a operação mental que lhe permita saber que a quantidade de líquido em (A) poderá ser tornada igual à de (B), se a diferença nas larguras dos dois copos for compensada pelas alturas dos líquidos. A esta ação mental, Piaget se refere como "igualar as diferenças".

Na experiência acima, Piaget explica da seguinte maneira as respostas da criança. A criança derrama o líquido em (A) para obter alturas iguais. Está-se centralizando na altura e ignorando a largura. Quando lhe é perguntado se existe a mesma quantidade, olha de novo e diz: "Não", porque se está centralizando então na largura e ignorando a altura. Depois derrama mais líquido, olha de novo e diz: "Não, isso é muito", porque sua centração passou novamente para a altura. Por isso, põe fora o líquido para obter de novo alturas iguais.

Com 6:6 (Operacional) A mesma experiência.
A criança enche (A), como está mostrado, obtendo quantidades quase iguais de líquido.

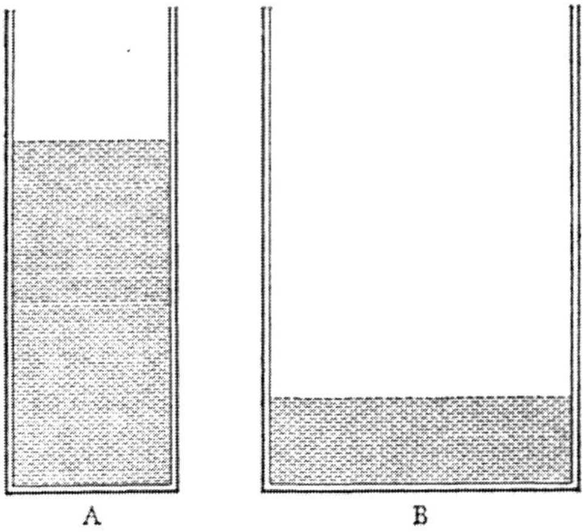

(Adulto) "Existe a mesma quantidade para beber?"
"Sim, é a mesma."
"Por quê?"
"Porque aqui (A) é mais estreito e aqui (B) é mais largo."
(*Number*, p. 19.)

A operação mental em que se funda a capacidade de compreender este problema é ainda a propriedade de reversibilidade. Contudo a forma da reversibilidade é de espécie diferente daquela vista nas operações com classes. Reversibilidade com classe é conseguida executando uma ação oposta que desfaça a primeira ação, por exemplo, separar em oposição a juntar. A reversibilidade de relações, por outro lado, é conseguida executando uma segunda ação, que compensa exatamente a primeira condição sem desfazê-la. O resultado das duas condições, juntas, produz uma equivalência.

Conservação

Na experiência acima, com os líquidos, a criança que resolve o problema já adquiriu o que Piaget chama de conservação de quantidade. Isto é, a criança é capaz de expressar com certeza que a quantidade de líquido pode ser a mesma, sejam quais forem as diferenças em sua forma. A conservação de quantidade, ou substância, é uma das várias conservações que a criança adquire através de pensamento operacional. As outras conservações incluem número, classe, comprimento, peso, área e volume. Em sentido geral, conservação poderia ser definida como um processo operacional da mente que produz a percepção de que certos aspectos de uma condição cambiante são invariáves, apesar daquelas modificações. Pode-se ver que conservação e reversibilidade estão estreitamente relacionadas e Piaget expressa esse fato da seguinte maneira: "Conservação precisa por isso ser concebida como a resultante de reversibilidade operacional." (*Logic*, p. 9.)

A aquisição das várias conservações pela criança começa mais ou menos entre seis e sete anos (exceto no caso de conservação de objetos, que aparece no fim do período sensório-motor). Substância (quantidade) pode ser conservada entre seis e oito anos, peso por volta dos nove ou dez anos e volume talvez aos onze cu doze anos. Contudo, há uma larga escala de idade em que crianças adquirem as várias conservações. Quanto à ordem de aquisição das várias conservações, Piaget faz o seguinte comentário: "(...) é mais difícil ordenar serialmente, igualar etc. objetos cujas propriedades são menos fáceis de dissociar da própria ação da pessoa, como peso, do que aplicar as mesmas operações a propriedades que podem ser objetificadas mais prontamente, como comprimento." (*Logical Thinking*, p. 249.) Pode-se notar também que algumas conservações se baseiam em conservações anteriores, por exemplo, a de velocidade, e por isso aparecem mais tarde e não mais cedo.

A Natureza de Operações Concretas

As duas experiências esboçadas acima permitem uma rápida visão da espécie de atividade mental que Piaget chamaria de operacional. A fim de definir a natureza precisa de pensamento operacional, Piaget modelou-o em forma matemática. Não existe a intenção de examinar aqui as complicações disso, pois nublaria a questão no que se refere ao propósito desta Parte. Por isso, a análise seguinte das principais propriedades de pensamento operacional, neste estágio do desenvolvimento da criança, evitará o recurso a seus aspectos matemáticos. Menção a esse aspecto será feita na parte seguinte.

A essência de uma operação mental, que a distingue da atividade mental vista antes, é a maneira pela qual a mente organiza as representações. Em outras palavras, o sistema pelo qual uma representação é relacionada com outra. Assim, descrever uma operação é descrever não tanto seu conteúdo, mas antes como se comporta. Toda discussão sobre a natureza de operações gira, portanto, em torno das regras ou leis que parecem governar a maneira pela qual a atividade mental ocorre durante esses anos.

Aspecto muito significativo do conceito de Piaget sobre uma operação mental é ser ela encarada como uma ação executada pela mente ou, mais precisamente, um conjunto de ações correlatas que formam um todo integrado. Assim, uma operação mental não tem uma propriedade, mas um grupo de propriedades, cada uma das quais depende de cada uma das outras propriedades e é necessária a ela. Piaget concebe essas propriedades inter-relacionadas como tendo evoluído da internalização de ações físicas executadas primeiro no ambiente. É de esperar, portanto, que tais ações mentais apresentem propriedades em certos sentidos semelhantes à atividade física. Essas semelhanças podem ser ilustradas da seguinte maneira. Por exemplo, ações motoras separadas podem combinar-se para formar uma nova ação. Isto ocorre quando a mão e os olhos são coordenados em algum propósito ou quando objetos separados são colocados juntos para formar novos objetos. Ações físicas dessa espécie podem ser executadas de maneiras variadas, mas apesar disso chegam ao mesmo resultado, como, por exemplo, quando se chega a um destino seguindo um de vários caminhos alternativos ou quando se enche uma lata de contas colocando-as de uma em uma ou em um punhado. Assim, a operação é uma ação mental na qual representações são combinadas para formar novas representações e na qual tais combinações podem ser conseguidas de várias maneiras.

Uma segunda propriedade importante, que constitui a marca de contraste de uma operação, é ser ela reversível. A propriedade de reversibilidade expressa-se de duas maneiras, ambas as quais têm correspondentes físicos. O correspondente físico de reversibilidade, quando ocorre com classes, é visto, por exemplo, quando uma lata cheia de contas é esvaziada após ter sido enchida ou quando um movimento no espaço é desfeito. Essa forma de reversibilidade, a combinação de representações, seguida por sua separação, chama-se inversão. (Alternativamente, negação ou eliminação.) O correspondente físico da segunda forma de reversibilidade, como ocorre com relações, é visto, por exemplo, quando a mão segura firmemente um objeto aplicando uma força igual e contrária ao peso do objeto ou quando os olhos se movem para compensar as mudanças na posição da cabeça e assim conservar o objeto dentro da visão. Esta forma de reversibilidade, a transformação de relações em formas equivalentes, chama-se reciprocidade. (Alternativamente, simetria ou equivalência.) Assim, operações é uma ação mental que apresenta reversibilidade. Esta reversibilidade expressa-se em duas formas, as de inversão e reciprocidade.

O aparecimento de operações mentais é um avanço importante no desenvolvimento do pensamento da criança. Contudo, existem várias limitações a essa autonomia recém-conquistada. As ações mentais pelas quais se formam classes e relações influenciam muito um ambiente perceptual. Este ambiente pode ser classificado de diversas maneiras, podendo formar-se equivalência, mas a atividade não se distancia muito de rearranjar mentalmente o que poderia ser rearranjado fisicamente. Se, por exemplo, se apresenta à criança um problema expressado em forma verbal sem correspondente físico, ela talvez seja incapaz de executar as ações mentais necessárias para descobrir a solução do problema. Por outro lado, se lhe damos os objetos para manipular, talvez se resolva o problema. Piaget esclarece essa importante limitação chamando tais ações mentais de operações concretas. Comenta da seguinte maneira: "(...)

operações concretas nada mais são do que uma organização direta de dados fornecidos imediatamente". (*Logical Thinking*, p. 249.)

As operações que a criança pode agora executar são também passíveis de aplicação além dos "dados fornecidos imediatamente, mas esse potencial não é realizado inicialmente. Por exemplo, se a criança arrumar um conjunto de formas regulares de modo a aumentar o número de lados, perceberá que outras formas poderiam ser acrescentadas em uma extremidade, cada uma delas com mais um lado do que sua predecessora. Não é provável, porém, que a criança perceba que, se esse processo for continuado indefinidamente, o resultado será uma forma circular. No caso de classificação, a criança perceberá que automóveis andam em terra, navios no mar e aeroplanos no ar. Talvez chegue também à conclusão de que poderia haver "navios que andam embaixo do mar." Mas essa percepção não se estenderia à descrição de como seriam esses "navios", a menos que a criança tivesse deles alguma experiência direta ou indireta. Piaget comenta o seguinte:

Em suma, pensamento concreto continua essencialmente ligado à realidade empírica. O sistema de operações concretas – o equilíbrio final atingido pelo pensamento pré-operacional – pode lidar apenas com um conjunto limitado de transformações potenciais. Por isso, não atinge mais que um conceito do "que é possível", o que é uma simples (e não muito grande) extensão da situação empírica. (*Logical Thinking*, p. 250.)

Essas limitações não querem dizer que operações não possam ser executadas baseadas em experiências passadas ou num mundo de fantasia, como, por exemplo, quando velhas experiências são criadas de novo em brincadeira ou quando o pensamento se relaciona com fadas, gnomos ou anjos. Em tais casos, essas representações mentais podem estar sujeitas a modos de pensamento que estão operando nesse período. Outra limitação importante ocorre na natureza restrita dos atos de conservação. As várias conservações não aparecem em todas as áreas ao mesmo tempo, mas ocorrem sequencialmente nas mais diversas áreas de atividade da criança. Pode-se notar também que a conservação de uma invariável específica, como substância, por exemplo, pode não se generalizar em todos os casos daquela invariável por ocasião de seu primeiro aparecimento. A criança pode conservar a quantidade em um pedaço de massa quando está enrolado como uma salsicha curta, mas quando a massa está enrolada de maneira mais comprida, ela talvez vacile em sua crença.

No que se refere à reversibilidade de ações mentais, o período de operações concretas tem uma importante restrição. As duas formas de reversibilidade – inversão e reciprocidade – permanecem como sistemas operacionais separados. Assim, embora a criança seja capaz de executar uma operação com uma classe por inversão ou operar sobre uma relação para formar uma equivalência, não pode utilizar ambas essas formas de reversibilidade ao mesmo tempo. Piaget comenta o seguinte: "Nenhum agrupamento está presente no nível de operações concretas para combinar essas duas espécies de reversibilidade em um sistema único." (*Logic,* p. 29.)

No entanto, um benefício mais importante resulta do aparecimento de operações concretas. A criança é agora capaz, potencialmente, de operar com os sistemas simbólicos de linguagem e matemática. Por exemplo, é capaz de organizar palavras, conceitualmente para formar classes incluídas em outras classes e é capaz de relacionar números matematicamente, adicionando-os ou subtraindo-os. Quer isso dizer que ela agora tem os mecanismos que a libertam do mundo de objetos diretamente percebidos e de ações sobre objetos. Pode agora operar sobre símbolos que ficam no lugar do ambiente, sendo esses símbolos públicos e não privados.

Durante todo o período de operações concretas, a criança estende e aperfeiçoa sua atividade operacional sobre uma ampla área. Recordando-se os modos de pensamento comuns ao período pré-operacional, que são preconceito, transducção, justaposição, sincretismo, centração e representação estática, pode-se ver que era sua natureza serem inflexíveis e rígidos. Sua metamorfose em operações mentais ocorreu por um gradual afrouxamento e crescente mobilidade, até finalmente eles se tornarem reversíveis.

SUMÁRIO

Por volta dos sete ou oito anos, os processos de pensamento operacional concreto começam a surgir. São ações mentais, derivadas em primeiro lugar de ações físicas, que se tornaram internas para a mente. Em virtude de operações concretas, "dados fornecidos imediatamente" podem ser restruturados na mente em formas novas. O contato com o ambiente é mantido durante tais ações mentais, porque, invertendo-as, é sempre possível um retorno à forma percebida. Operações concretas são reversíveis de duas maneiras, pela inversão de combinações (classes) ou pela reciprocidade de diferenças (relações). A reversibilidade permite conservação.

FONTES RELEVANTES

1. *The Child's Conception of Number*
2. *The Early Growth of Logic in the Child*
3. *The Child's Conception of Space*
4. *The Child's Conception of Geometry*

O progresso de operações concretas: o limiar de operações formais: mais ou menos dos nove aos doze anos

O aparecimento de operações concretas foi examinado na subparte anterior. Durante a segunda metade deste período, podem ver-se diversos desenvolvimentos que oportunamente levarão ao aparecimento de operações formais. Um desses desenvolvimentos já foi mencionado – as sucessivas realizações de várias conservações. Outras mudanças serão agora descritas em linhas gerais.

Classes Complexas e Declarações Ligadas

Este desenvolvimento é ilustrado por Piaget em uma experiência com varas flexíveis. São dadas às crianças uma banheira de água e diversas varas que diferem em material, comprimento, grossura e forma da seção transversal. Podem introduzir-se as varas em um dos lados da banheira, através de orifícios, de modo que fiquem estendidas sobre a água. São fornecidos três pesos diferentes, que podem ser colocados na ponta das varas, como é mostrado abaixo. Pergunta-se às crianças sobre os fatores que afetam a flexibilidade das varas. Podem-se discernir esses fatores colocando-se os pesos e observando-se como as varas se curvam em direção à superfície da água.

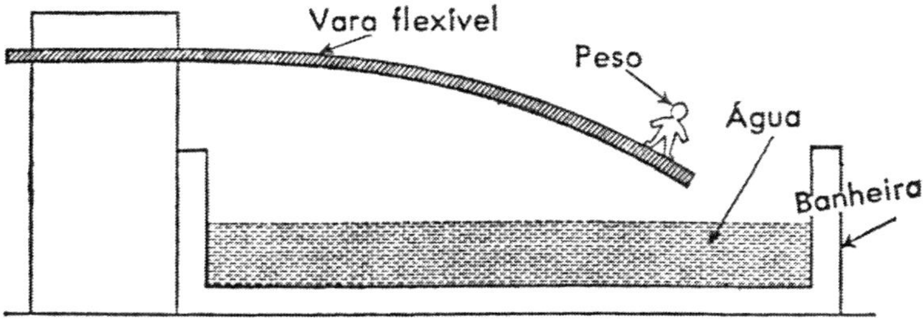

As espécies de respostas dadas às perguntas de Piaget são as seguintes:

Com 9:2 (Criança) "Algumas delas se curvam mais do que outras porque são mais leves (aponta para a mais fina) e as outras são mais pesadas."
(Adulto) "Mostre-me que uma leve pode curva-se mais do que uma pesada." São dadas à criança uma vara curta e grossa, uma comprida e fina, e uma curta e fina. Ela pega a vara comprida e fina, e a curta e grossa, e coloca pesos do mesmo tamanho sobre ambas. É perguntado a ela por que havia escolhido essas duas varas

entre as três e a razão que dá é esta: "São mais diferentes."

Com 10:9 (Adulto, a outra criança) "Pode dizer-me sem experimentar se este (peso) chegará até a água com esta vara?"
"Poderia, mas puxando-a um pouco" (isto é, conservando a vara mais comprida sobre a água). "Ela é feita do mesmo metal que a outra, mas é mais grossa, por isso não precisaria ser puxada tanto quanto a outra."
(*Logical Thinking*, p. 47 e seguintes.)

A análise que Piaget faz dessas respostas e de muitas outras pode ser resumida da seguinte maneira: à medida que prossegue o período de operações concretas, as crianças são capazes de fazer registros cada vez mais precisos do que veem e dos resultados de suas experiências. Não confundem mais o comportamento dos materiais devido às propriedades desses materiais, com suas próprias ações sobre tais materiais. Essa confusão era característica do pensamento pré-operacional. Por exemplo, uma criança mais nova poderia dizer que uma vara de bronze se curvava mais facilmente, embora esse resultado ocorresse por ter ela empurrado a vara com mais força.

A capacidade da criança de lidar com classes e relações torna-se proficiente. Ela é capaz de formar classes complexas, como varas compridas e finas, varas de bronze grossas e quadradas etc. É capaz de fazer declarações que juntem essas classes, como "a vara comprida e fina curva-se mais do que a curta e grossa." Torna-se cônscia de que muitos fatores podem estar em ação em determinada situação e tenta separar uns dos outros. Na experiência com varas flexíveis, por exemplo, reversibilidade por inversão lhe permite experimentar uma vara de bronze ou uma vara que não seja de bronze (de aço, digamos), acrescentar um peso ou retirar um peso. Por este método de eliminação de fatores não consegue eliminar o efeito de comprimento ou forma da seção transversal, não conseguindo por isso êxito completo. A capacidade de formar classes complexas e ligá-las em declarações dá origem a uma situação que contraria o propósito da criança. A riqueza de informações que pode agora extrair da situação produz sua própria confusão e a criança recorre a experiências casuais, esperando que surja alguma coisa.

A Reversibilidade de Pensamento

Este desenvolvimento é ilustrado na experiência de Piaget com a prensa hidráulica. É dada às crianças uma prensa hidráulica simples. Elas têm quatro pesos diferentes em caixas, da mesma aparência, que podem ser colocadas sobre a cabeça do pistão. Existem três líquidos, de densidade diferente, que podem ser introduzidos no sistema hidráulico. São feitas às crianças perguntas sobre as forças em ação no sistema e suas relações entre si. Estas podem ser assim classificadas:

Forças de ação:

1. O efeito produzido pelo acréscimo de pesos a A.
2. O efeito produzido pela retirada de pesos de A. (Inversão de 1.)

Forças de reação:

1. O efeito produzido pelo líquido introduzido em B, devido a seu peso e densidade. (Recíproca de 1.)

2. O efeito produzido pela substituição por um líquido menos denso. (Inverso de 3 e recíproca de 2.)

Pode-se notar que o inverso de (4) é (3) e que a recíproca de (3) é (1). Assim (1) é a recíproca do inverso de (4) ou o correlativo.

Às perguntas de Piaget, as respostas dadas pelas crianças no estágio operacional concreto foram as seguintes:

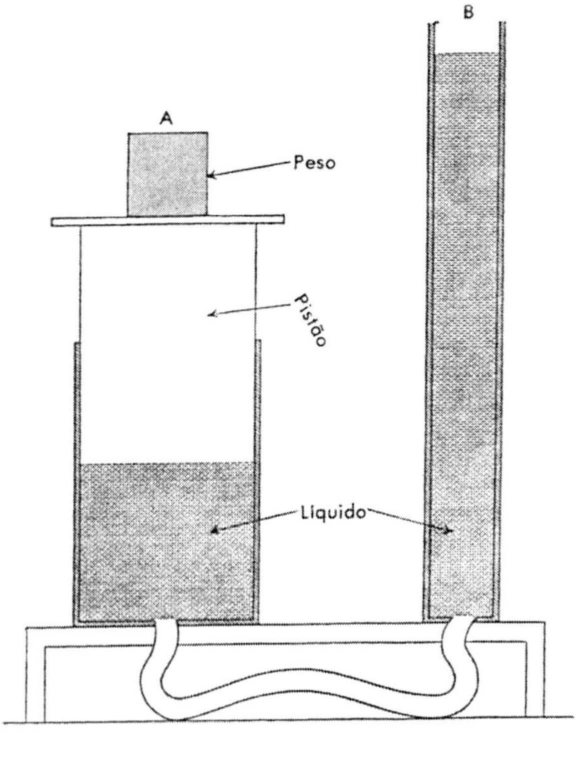

Com 10:3 Antes de acrescentar um peso, a criança diz: "Vai subir aqui (B) e aqui (A) vai para baixo."
A criança efetua então a experiência e observa: "Oh, pensei que iria mais alto!"
(Adulto) "Por quê?"
"Porque o pistão não desceu até o fim (para baixo) e a água não subiu até em cima."
(Adulto) "E com aquela caixa?" (Um peso maior.)
"Sobe até aqui." (Mais alto em B.)

Com 10:10 (Outra criança, antes de ser acrescentado o peso.) "O tubo (pistão) vai cair e a água vai transbordar (...)"

Com 11:00 (Outra criança experimenta primeiro com álcool e depois com água.) Conclui: "(...) Quando o líquido é pesado, tem mais peso, mais pressão, desce mais depressa aqui (em A)."
(Adulto) "E aqui em (B) o líquido não faz pressão?"
"Não, pois é este (em A) que vai lá (em B)."
(*Logical Thinking*, pág. 149 e seguintes.)

Como se espera, as crianças são capazes de notar precisamente o que veem e de fazer declarações ligadas sobre os resultados de suas experiências, mas são incapazes, no presente, de compreender como funciona a prensa hidráulica. A análise de Piaget sobre as razões desse fato pode ser assim resumida.

O equilíbrio obtido em uma prensa hidráulica depende do equilíbrio de forças que atuam no sistema, isto é, da equivalência de ação e reação. O efeito de acrescentar ou retirar pesos em A é sempre igualado ao efeito do peso do líquido deslocado em B. Para compreender o funcionamento do sistema, é necessário compreender tanto o efeito de acrescentar ou retirar pesos (processo de pensamento que exige reversibilidade por inversão) como o efeito das forças de reação causadas pelo deslocamento do líquido (processo de pensamento que exige reversibilidade por reciprocidade). Pode-se ver pelas respostas acima citadas que as crianças esperam que o líquido em B suba mais ou transborde e que o pistão em A desça mais ou mais depressa. Essas respostas dão mostras de inversão, mas não de reciprocidade. A compreensão da prensa hidráulica exige processos de pensamento que demonstrem reversibilidade de inversão e reversibilidade recíproca ao mesmo tempo. Essa integração não aparece no período de operações concretas.

SUMÁRIO

Operações concretas desenvolvidas permitem observação exata e experimentação. Podem-se formar classes complexas e fazer declarações ligadas. Duas limitações importantes são inerentes a operações concretas. Ainda não surgiu um sistema pelo qual a criança possa inter-relacionar suas classificações, e as duas formas de reversibilidade ainda não são capazes de atuar lado a lado.

FONTE RELEVANTE

1. The Growth of Logical Thinking

O aparecimento e desenvolvimento de operações formais: dos onze anos para a adolescência

A natureza das mudanças que ocorrem, quando operações formais surgem de operações concretas, pode ser ilustrada por meio de referência às duas experiências esboçadas na subparte anterior.

O aparecimento de pensamento sistemático: experiência das varas flexíveis

Com 11:10 (Adulto) "Você poder ia mostrar-me como uma vara fina se curva mais do que uma larga?" A criança toma duas varas do mesmo metal, com seção transversal do mesmo formato e do mesmo comprimento, mas com seção transversal de tamanho diferente. Coloca um

peso de 100 gramas sobre a vara grossa e um peso de 200 gramas sobre a vara fina. Conclui que a vara fina se curva mais. (Adulto) "Isso está certo?" (A criança não manteve o peso constante nos dois casos.)
A criança muda um dos pesos, de modo que ambos ficam iguais. Depois responde: "É assim que está certo, viu?"

Com 16:10 (Adulto a outra criança, depois de provas experimentais):
"Diga-me primeiro: quais são os fatores que atuam aqui?"
"Peso, material, o comprimento da vara e talvez o formato."
"Você é capaz de provar suas hipóteses?"
A criança toma uma vara de aço e compara o efeito de um peso de 200 gramas e de um peso de 300 gramas sobre a vara. Depois diz:
"Como vê, o papel do peso está demonstrado. Quanto ao material, não sei. Penso que tenho de tomar duas varas do mesmo formato. Depois para demonstrar o papel do metal eu comparo essas duas (...)" (Escolhe duas varas nas quais todas as variáveis são as mesmas, exceto quanto ao metal.)
(*Logical Thinking*, pág. 57 e seguintes.)

Importantes modificações nos processos de pensamento são aparentes nessas respostas. É claro que a criança não é mais dominada pela informação que suas observações e experiências produzem. Ela criou um método para lidar com isso. É esse método de processar informação que oferece um indício da natureza subjacente de operações formais. Pode-se ver, em ambos os exemplos, que a criança agora não só é capaz de separar as variáveis, como também descobriu um meio pelo qual uma variável pode ser examinada de cada vez. Consegue-se isto, mantendo-se todas as variáveis constantes, exceto aquela a ser observada. A mais nova das duas crianças mencionadas acima só agora conseguiu isso. Contudo, essas duas crianças demonstram um ar de organização na maneira pela qual abordam o problema. Passam algum tempo experimentando várias varas, formam uma hipótese tentativa sobre os fatores envolvidos e depois confirmam ou refutam sua teoria. Seus pensamentos sobre o problema são expressados em declarações que têm uma forma proposicional: "Se faço x e resulta y, então x causou y, sendo iguais as demais coisas." Os pensamentos da criança não ficam mais presos à tarefa em mãos, no sentido de que suas ações mentais não são dominadas pela realidade à sua frente. Pelo contrário, a realidade da situação é uma das diversas situações possíveis que seus processos de pensamento podem conceber.

A integração de inversão e reciprocidade: A experiência da prensa hidráulica

Com 11:6 (Adulto) "Por que o pistão não vai até o fundo?" "Porque o pistão não tem mais força suficiente para descer. É contido porque o líquido é mais pesado do que o pistão."

Com 14:6 (Outra criança) "(...) a água é deslocada pelo
peso (em A): Chega a um equilíbrio em certo momento porque o peso da água (em B) aumenta quando ela sobe."
"Que faz a água subir?"
"O peso das caixas; faz pressão maior no fundo do tubo e isso desloca a água."
(*Logical Thinking*, pág. 159 e seguintes.)

Pode-se ver que as crianças agora têm noção da reação produzida pelo peso do líquido em B e da igualdade de ação e reação. Este conhecimento envolve o uso de processos de pensamento que empregam inversão e reciprocidade ao mesmo tempo. Esta integração de formas reversíveis de pensamento é uma propriedade básica de operações formais.

A Natureza de Operações Formais

A análise de Piaget sobre operações formais consegue várias coisas. Explica como operações formais surgem de operações concretas, descreve a estrutura de tais operações e as consequências que se seguem em termos de realização intelectual, por causa daquelas estruturas. Esta análise pode ser assim esboçada.

O aumento da capacidade da criança para formar classes complexas com as propriedades de coisas e fazer declarações ligadas sobre elas produz, no final, uma riqueza de informações que ela é incapaz de compreender. Piaget observa: "Mais cedo ou mais tarde elas voltam sobre seus passos, pois se forem criadas ligações excessivamente complicadas, as variáveis deixadas em um momento sem ser analisadas reaparecerão mais tarde como influências perturbadoras. (*Logical Thinking*, p. 286.)

Quando surge esta situação, a criança tenta rearranjar sua informação a fim de simplificá-la. Descobre que pode consegui-lo conservando constantes algumas variáveis enquanto experimenta com as outras. Neutraliza o efeito de todos os fatores, exceto daquele que deseja estudar. Esta abordagem é uma manifestação de reversibilidade de pensamento por reciprocidade, pois igualar as diferenças é produzir a equivalência. Assim, com o aparecimento daquilo a que Piaget se refere como "sendo o esquema de todas as outras coisas", a reversibilidade reciproca de ações mentais ocorre junto com reversibilidade por inversão.

Esta nova abordagem produz novas espécies de relações de classes. Estas relações não são basicamente diferentes daquelas que se formam por operações concretas. Diferem apenas da seguinte maneira: em lugar de combinar as propriedades de objetos em classes, elas combinam as classes, assim formadas, em outras classes. Com efeito, a criança agora combina classes juntas de maneira semelhante ao método que empregou anteriormente para combinar as propriedades de objetos juntas. Por exemplo, uma operação concreta produzirá uma declaração como: "As varas que são mais compridas e finas curvam-se mais do que as varas que são curtas e grossas." Por outro lado, uma operação formal produzirá uma declaração como esta: "Se as varas compridas se curvam mais do que as varas curtas, sendo as outras coisas iguais, então comprimento maior causa mais curvatura."

Este avanço é importante porque, no processo de combinação de classes, a criança gradualmente produz um sistema completo de todas as combinações possíveis. Este sistema completo começa a funcionar independentemente de seu conteúdo e torna-se um instrumento de pensamento autônomo que a criança pode aplicar a dados das mais diversas espécies. Piaget refere-se a essa nova organização de ações mentais como sistema combinatorial. Ele tem a vital propriedade de ser auto regulador e sustentar a totalidade. Comportamento operacional formal é o produto desse sistema combinatorial. Operações formais produzem mudanças na atitude da criança em relação ao ambiente. Ela tem agora à sua disposição um poderoso mecanismo para solução de problema. Pode usar a abordagem de hipótese, experiência e dedução quando investiga seu ambiente. Pode tratar a situação particular como uma realidade entre uma variedade de possibilidades que o sistema combinatorial levanta. Pode raciocinar do particular para o geral e voltar de novo. Pode fazer declarações que tenham forma proposicional. Não está mais presa a seu ambiente, pois com operações formais está realizando ações, não com o ambiente diretamente, mas com declarações a respeito do ambiente.

A diferença entre essas operações e as do período operacional concreto é que a operação concreta é uma ação mental na qual classes de objetos, ou relações entre objetos, são combinadas ou relacionadas para fazer declarações sobre o ambiente, enquanto a operação formal é uma ação mental na qual as próprias declarações são combinadas para produzir novas declarações. O resultado disso é uma maior libertação em relação ao mundo, pois o adolescente está executando agora operações sobre os resultados de outras operações. Essas operações de segundo grau expressam, em outro sentido, uma característica geral de pensamento formal e isso pode ser explicado da seguinte maneira: o pensamento da criança com operações concretas estrutura apenas a realidade sobre a qual ela atua e assim estende o real na direção do possível. Com operações formais, por outro lado, o dado ambiente pode ser tratado como uma de várias condições possíveis. O adolescente verifica então qual condição é efetivamente pertinente na situação dada, isto é, começa com o possível e prossegue em direção ao real. Assim, operações formais invertem a relação entre o real e o possível. Piaget faz o seguinte comentário a esse respeito:

A propriedade mais distinta de pensamento formal é essa inversão de direção entre realidade e possibilidade; em lugar de derivar um tipo rudimentar de teoria dos dados empíricos, como é feito em inferências concretas, o pensamento formal começa com uma síntese teórica implicando que certas relações são necessárias e assim prossegue na direção oposta. (*Logical Thinking,* p. 251.)

No que se refere às duas formas de reversibilidade, essas ações mentais estão agora combinadas em um único sistema que funciona como um todo. Este sistema é um grupo de transformações que são: inversão, reciprocidade, o inverso do recíproco (ou a reciprocação do inverso) e a transformação de identidade. (O Grupo INRC.) Por meio de um argumento complexo, Piaget demonstra como o grupo de transformações e o sistema combinatorial são mutualmente reforçadores em suas propriedades, com o crescimento de cada um deles incentivando o desenvolvimento do outro. O resultado disto é um sistema integrado no qual o sistema combinatorial e o grupo de transformações funcionam como uma coisa só. Este todo organizado é a base estrutural de que se derivam as operações formais amadurecidas. Piaget sugere que o todo estruturado começa a mostrar-se mais ou menos dos catorze aos quinze anos.

Os efeitos secundários do todo estruturado, além daqueles já mencionados, permitem ao adolescente compreender relações como aquelas encontradas na proporção matemática e métrica, probabilidade, correlação, conservações da segunda ordem e manipulação de fórmulas.

SUMÁRIO

O aumento da complexidade de informação sobre o ambiente, que operações concretas desenvolvidas produzem, estimula uma reforma daquelas estruturas. O esquema de "sendo iguais todas as outras coisas" é empregado e classes são combinadas com classes. Emerge um conjunto de todas as combinações possíveis, ao qual Piaget se refere como sistema combinatorial. As forças separadas de reversibilidade presentes em operações concretas ficam integradas em um sistema. Ambas essas mudanças são também integradas durante a adolescência para formar um todo estruturado. Este sistema total produz operações formais amadurecidas. Os subprodutos disso são: uma inversão de pensamento na qual o real se torna um caso especial do possível, pensamento proposicional e a estratégia hipótese-dedutiva. Aparecem outras conservações que exigem operações formais para sua existência, por exemplo, volume, inércia etc.

À guisa de comentário final sobre esta Parte como um todo, poder-se-ia dizer que a psicologia de desenvolvimento intelectual de Piaget é muito mais complexa e consideravelmente mais rica do que este esboço sugere. Espera-se que o leitor se sinta tentado a voltar-se para os escritos de Piaget e provar essa riqueza em primeira mão.

SEGUNDA PARTE

Alguns Conceitos Teóricos Básicos

Esta parte trata de alguns, mas não de todos, conceitos básicos que Piaget desenvolveu para dar coerência à sua explanação sobre a natureza da inteligência. Alguns deles já foram tocados, por exemplo, o ponto de vista de que processos mentais são ações internalizadas e reversíveis. Há outras ideias mais gerais, porém, que unem a estrutura teórica total e é dessas que trata esta Parte.

O Conceito de Inteligência como Processo Desenvolvimental

A psicologia piagetiana é desenvolvimental. Este aspecto da hipótese é de significação central, pois é propósito de Piaget explicar de maneira independente e logicamente coerente como um bebê recém-nascido, totalmente ignorante do mundo em que foi precipitado, gradualmente passa a compreender esse mundo e a funcionar competentemente nele.

Para esclarecer a significação do termo "desenvolvimental" na psicologia piagetiana pode-se usar a seguinte analogia. (Esta analogia pode também explicar o método experimental usado por Piaget.) Imagine-se um biologista fictício que esteja intrigado pelo problema de como se dividem as células. O biologista sabe que uma célula pode dividir-se e deseja descobrir como. Por isso toma uma célula, coloca-a em um microscópio e observa tudo quanto vê. Duas dificuldades são imediatamente evidentes. Primeiro, as partes da célula são tão indistintas que ele não pode distinguir uma de outra e, segundo as mudanças que pode ver são tão complexas que é incapaz de registrá-las. Para resolver o primeiro problema, adiciona diversos agentes corantes à célula e olha de novo. O resultado é melhor. Resolve sua segunda dificuldade fotografando a célula cada vez que ela muda. Depois examina cuidadosamente suas fotografias, comparando uma com outra. O padrão de mudanças na célula é agora mais claro para ele. Repete a experiência com grande número de células para ter certeza de que todas se comportam da mesma maneira. De sua pilha de fotografias de células diferentes, escolhe as mais claras e depois as arranja em uma sequência de tempo que mostra as mudanças ocorridas.

O resultado deste estudo mostrará um conjunto idealizado de quadros, no qual o arranjo da célula em um momento é um resultado direto do que aconteceu imediatamente antes e um precursor necessário do que acontecerá em seguida. O biologista explicará que sua escolha de quadros foi governada pelo fato de que a mudança mostrada em cada um deles era suficientemente diferente para ser considerada como um novo arranjo das partes da célula e que, por causa desse novo arranjo, a célula se comportará de maneira ligeiramente diferente. Ele poderia acrescentar que, se tivesse escolhido agentes corantes diferentes, talvez tivesse obtido um padrão diferente, mas tem certeza de que seu padrão é mais ou menos correto porque tem sentido. Não afasta também a possibilidade de diferentes temperaturas ou nutrientes para suas células poderem ter tornado o processo de divisão mais rápido ou mais lento ou mesmo diferente.

Existem diversas semelhanças entre a maneira pela qual o biologista trabalhou com o problema da divisão celular e as conclusões a que chegou, e a hipótese de Piaget de desenvolvimento intelectual, embora se deva declarar que não está sendo sugerido que haja qualquer relação entre divisão celular e desenvolvimento intelectual. Piaget impôs a si próprio a tarefa de explicar como as estruturas mentais do bebê recém-nascido se tornam as estruturas do intelecto adolescente. Sabia que essas duas condições extremas não eram iguais e que devia haver entre elas mudanças capazes de explicar como a primeira condição se transformou na última. O problema consistia em descobrir quais eram as mudanças, como ocorriam e por que ocorriam.

A primeira dificuldade era descobrir algum agente corante que destacasse os padrões na mente a vários intervalos entre nascimento e adolescência. Sua escolha de agentes corantes foi certo número de situações experimentais muito originais nas quais colocou crianças de várias idades. Algumas dessas situações foram esboçadas na Parte anterior. Enquanto as crianças atuavam em suas experiências, fazia-lhes perguntas penetrantes para esclarecer vários aspectos de seu pensamento produzidos pelas experiências. Dos resultados dessas experiências e observações, resumiu os padrões fundamentais que acreditou estarem no fundo das reações das crianças e reuniu depois esses padrões de maneira que lhe parecia ter sentido, isto é, que um padrão era o precursor necessário do seguinte e assim por diante. Os padrões foram depois arranjados em uma sequência de tempo, usando-se a idade cronológica para separar um padrão do seguinte.

Assim, esperaríamos descobrir na descrição que Piaget faz dos estágios de desenvolvimento intelectual que eles são uma série lógica e independente de mudanças que se pode estabelecer com cronologia aproximada, deixando uma margem de um ou dois anos aqui e acolá. Acreditaríamos também que, embora não possamos determinar muito claramente os estágios, não podemos, em circunstância alguma, mudar a ordem de progressão, pois isso faria de toda a sequência um absurdo lógico. A divisão da sequência em padrões, ou estágios, dá origem à questão de saber o que constitui um novo estágio em um processo de mudança contínua. A resposta de Piaget a essa pergunta é complexa, porque envolve não apenas a organização cambiante de estruturas mentais e, portanto, comportamento ostensivo, mas também o estado de equilíbrio entre aquelas estruturas e o ambiente. A questão de estados de equilíbrio será introduzida mais tarde. No que se refere às mudanças na estrutura, Piaget sugere que durante toda a sequência estão ocorrendo ajustamentos àquelas estruturas. Em certos momentos as estruturas interatuam uma com outra e formam padrões novos. Quando isso ocorre, o comportamento torna-se suficientemente diferente do comportamento anterior para justificar um rótulo de estágio. Piaget usa o termo "período" para descrever um espaço maior de desenvolvimento e o termo "estágio" para descrever espaços menores dentro do período. Isso foi ilustrado na Primeira Parte. As reorganizações principais de estruturas mentais ocorrem com o aparecimento de pensamento operacional formal.

Embora a idade cronológica seja usada para determinar a duração dos períodos, este critério é aproximado e pode ser considerado apenas como guia geral. A ordem dos estágios deve ser considerada como fixa, mas há maneiras pelas quais pode ocorrer variação. Não se segue daí que todas as crianças atingem o fim da sequência. Demonstrou-se que crianças com graves defeitos mentais podem não adquirir estruturas operacionais concretas, enquanto outras crianças, menos prejudicadas, mas de capacidade abaixo da média, podem não adquirir estruturas operacionais formais. Pode-se notar também que, embora cada estágio ofereça fundamento para o seguinte, isso não significa que desapareçam os modos anteriores de pensamento. Assim o adolescente pode pensar tanto concretamente quanto formalmente. Pode mesmo usar às vezes pensamento pré-conceitual. Uma compreensão sensório-motora do mundo está ainda em ação. Em certas circunstâncias, talvez em face de uma nova experiência, a criança pode empregar modos de pensamento desenvolvi mentalmente mais primitivos que aqueles de que é normalmente capaz. Pode ocorrer uma espécie de regressão intelectual.

O Conceito de Inteligência como Processo de Adaptação

Poder-se-ia dizer que Piaget inicia sua tese de que inteligência é um processo de adaptação com uma pergunta. Se o cérebro, fonte do intelecto, é parte viva de um organismo vivo, exibe as propriedades comuns a todos os outros órgãos vivos e, em caso afirmativo, este fato é um indício para explicar como ele funciona? A resposta de Piaget a ambas as partes dessa pergunta é afirmativa. O raciocínio desenvolve-se mais ou menos assim. O fígado é um órgão vivo em um corpo vivo, tal como o coração e o cérebro. Embora cada um desses órgãos tenha organizações e funções completamente diferentes, eles sem dúvida têm algumas propriedades básicas comuns que se derivam do fato de serem vivos. A mesma linha de raciocínio pode estender-se para fora do corpo humano de modo a incluir todas as outras coisas vivas, pois o goivo, a minhoca e o corpo humano são também iguais no fato de serem vivos. Qual então a essência dessa semelhança exibida pelas coisas vivas como um todo, inclusive o homem e seu cérebro? Assim Piaget sonda profundamente o funcionamento de todas as coisas vivas, despojando-as de todas as camadas de individualidade que organismos e suas partes expressam até chegar ao conceito que poderia ser chamado de "vividade".

Os princípios básicos desse conceito que ele apresenta são:

1. Existe completa interdependência entre um organismo vivo e o ambiente em que ele vive.

2. O organismo e seu ambiente estão empenhados em um contínuo processo de ação e reação, cada um em relação ao outro.

3. Haverá um equilíbrio ou relação de equilíbrio.

Essas ideias não são originais, mas são bem conhecidas como o conceito da adaptação biológica. O que Piaget faz é tomar o conceito de adaptação biológica e aplicá-lo ao desenvolvimento da inteligência em cada indivíduo à medida que amadurece da infância até a vida adulta. Assim a mente funciona empregando o princípio de adaptação e produz estruturas que se manifestam em comportamento inteligente como resultado de incontáveis adaptações mentais que foram adquiridas no processo de envelhecimento. A esse propósito Piaget faz as seguintes observações:

Inteligência é uma adaptação. A fim de apreender sua relação com a vida em geral é necessário, portanto, declarar precisamente as relações que existem entre os organismos e o ambiente. A vida é uma contínua criação de formas cada vez mais complexas e um progressivo balanceamento dessas formas com o ambiente. Dizer que inteligência é um caso particular de adaptação biológica é, portanto, supor que é essencialmente uma organização e que sua função é estruturar o universo assim como o organismo estrutura seu ambiente imediato. (*The Origin of Intelligence,* pp. 3-4.)

Assim, organização intelectual torna-se um caso especial do processo vital geral de adaptação. Pode-se ver que é um caso especial da seguinte maneira: a adaptação biológica do organismo ao ambiente exige uma constante adjacência do organismo a suas cercanias materiais para que ocorra o inter-relacionamento dos dois. A adaptação mental, por outro lado, permite uma libertação progressiva dessa adjacência até que, no final, o intelecto possa funcionar por si próprio. Piaget observa: "É nesse sentido que inteligência, cujas operações lógicas constituem um equilíbrio movei e ao mesmo tempo permanente entre universo e pensamento, é uma extensão e um aperfeiçoamento de todos os processos adaptativos." (*Intelligence*, p. 9.)

Assim, a condição limite para a evolução de adaptação mental é a completa estruturação do intelecto para abranger todo o universo, efetivo ou potencial, independentemente de distância espacial ou temporal. Será útil, novamente, encarar por meio de uma analogia esta ideia de inteligência como uma adaptação. Tomemos o animal unicelular simples chamado ameba, que se pode encontrar vivendo no lodo no fundo de um tanque e que tem mais ou menos o tamanho de uma cabeça de alfinete. Como todas as coisas vivas, a ameba precisa alimentar-se para viver e crescer. Para obter seu alimento move-se em seu ambiente aquoso à procura de partículas nutritivas. O movimento é conseguido pela modificação do formato de sua célula única, alonga primeiro uma parte, depois outra, na direção em que "deseja" ir. Quando entra em contato com uma partícula adequada de alimento, as partes alongadas da célula envolvem a partícula, juntam-se e engolfam o alimento no corpo da célula. O processo de digestão ocorre em seguida. A ameba segrega sucos digestivos simples, que envolvem a partícula de alimento e decompõem os complexos compostos do alimento, transformando-os em novos compostos. Estes são então incorporados na substância da célula amebiana. As partes da partícula de alimento que não podem ser transformadas dessa maneira permanecem intatas e a ameba desfaz-se delas movendo-se para frente e deixando as porções rejeitadas para trás.

Se esse processo for examinado mais minuciosamente, poder-se-á ver que a ameba toma a partícula de alimento e transforma-a em novas substâncias que são de uma espécie que se pode usar para construir a matéria viva da célula. Assim o alimento precisa ser modificado para poder ajustar-se à estrutura existente. A espécie de substâncias que a ameba pode aceitar depende da natureza de suas células e da natureza de seus sucos digestivos. Este processo de explorar o ambiente, absorvendo partes dele, atuando sobre elas e transformando-as em novas formas que se ajustem a sua célula, poderia ser chamado de assimilação. O que é assimilado ou rejeitado depende da natureza da estrutura assimiladora e de suas necessidades em determinado momento.

Em seguida, pode-se ver que o formato da partícula de alimento afeta o formato do espaço que a ameba precisa adotar a fim de absorver aquela partícula e também que a natureza química da partícula de alimento determina o tipo de sucos digestivos que a ameba emprega para transformar a partícula em seu próprio material vivo. Assim a forma final da ameba e de seus sucos digestivos depende da natureza química do alimento disponível. Este processo, pelo qual a condição que cerca a ameba dita sua forma e estrutura, poderia ser chamado de acomodação.

Esses dois processos de assimilação e acomodação interagem continuamente, um com o outro, e o equilíbrio entre eles em dado momento pode ser expressado como a adaptação da ameba a seu ambiente. Assim os dois processos são complementares e inseparáveis, expressando-se como adaptação. A forma da ameba dita o tipo de alimento digerido e o tipo de alimento digerido dita a forma da ameba.

Piaget encara o funcionamento do intelecto de maneira semelhante. Cada experiência que temos, seja como bebê, criança ou adulto, é introduzida na mente e ajustada às experiências que lá já existem. A nova experiência precisará ser modificada em certo grau a fim de ajustar-se. Algumas experiências não podem ser recebidas porque não se ajustam. Estas são rejeitadas. Assim o intelecto assimila em si próprio novas experiências transformando-as de modo a ajustarem-se à estrutura que foi formada. Este processo de atuar sobre o ambiente a fim de construir um modelo dele na mente Piaget chama de assimilação.

"Inteligência é assimilação na medida em que incorpora dentro de sua estrutura todos os dados de experiência fornecidos." (*The Origin of Intelligence,* p. 6.)

Pode-se ver também que a natureza do ambiente em que o intelecto está funcionando afeta a espécie de estruturas construídas na mente, isso porque o processo de assimilação só pode atuar sobre as experiências disponíveis. A cada nova experiência, as estruturas que já foram construídas precisam modificar-se para aceitar a nova experiência, pois, quando cada nova experiência é ajustada às velhas, as estruturas se modificam ligeiramente. A este processo pelo qual o intelecto ajusta continuamente seu modelo do mundo para enquadrar-se em cada nova aquisição, Piaget dá o nome de acomodação.

"Não pode haver a menor dúvida de que vida mental é também acomodação ao ambiente. Assimilação nunca pode ser pura porque, incorporando novos elementos em seus esquemas anteriores, a inteligência modifica constantemente os últimos a fim de ajustá-los aos novos elementos." (*The Origin of Intelligence,* pp. 6-7.)

Esses dois processos atuando juntos produzem a adaptação do intelecto ao ambiente, em qualquer momento determinado do processo desenvolvimental.

Antes de pôr de lado a analogia da ameba, é importante acentuar que há uma fraqueza fundamental na comparação. A analogia só serve na medida em que a ingestão de nutrientes e a reconstrução deles em substância amebiana é comparável com a ação do intelecto absorvendo experiências e reestrurando-as para que se ajustem a um modelo mental (assimilação). E também que a forma final da célula amebiana depende da natureza daqueles nutrientes é comparável ao efeito que novas experiências têm no realinhamento do modelo mental (acomodação). Em ambos os casos, o resultado dos dois processos de interação pode ser chamado adaptativo. Contudo, depois disso, a analogia cessa, pois pode-se ver que o equilíbrio nutritivo entre a ameba e seu ambiente não muda qualitativamente durante a vida da criatura (isto é, não é desenvolvimental), ao passo que no caso de estruturas mentais há mudanças à medida que o indivíduo se torna mais velho. À medida que cada nova experiência encontra seu lugar na mente e modifica as experiências velhas, o intelecto torna-se ligeiramente mais amplo, e o modelo mental do mundo externo, mais completo.

O crescimento do intelecto é um processo cumulativo, mas a nova experiência não é introduzida à força, pois se funde com o que lá já existe, modificando assim o que já existe e sendo ela própria modificada. Há durante este processo "ocasiões" em que as estruturas mentais parecem realinhar-se ou estender-se em um sistema mais viável; o estágio muda. Em qualquer momento determinado deste processo desenvolvimental, há um equilíbrio adaptativo, que se torna cada vez mais largamente baseado com sucessivos estágios. Discutindo a teoria de assimilação, Piaget escreve: "(...) inteligência constitui uma atividade organizadora cujo funcionamento estende o da organização biológica, ao mesmo tempo que o ultrapassa devido à elaboração de novas estruturas." (*The Origin of Intelligence,* p. 407.)

Poder-se-ia expressar diagramaticamente o processo de adaptação mental, conforme mostrado abaixo:

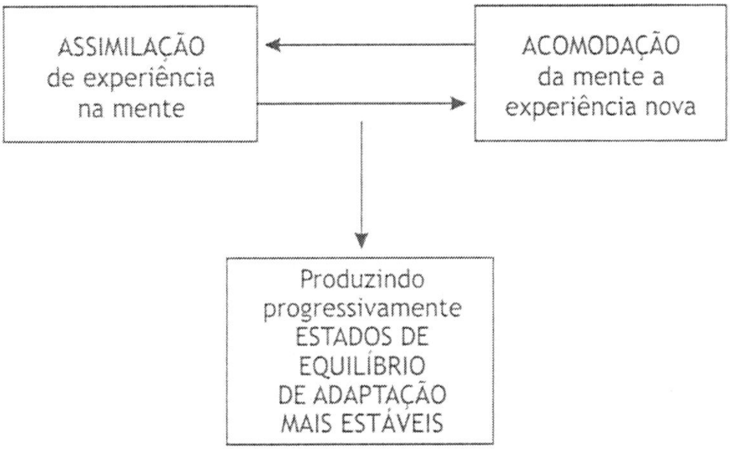

Talvez seja útil concluir esta discussão da adaptação» mental descrevendo como o processo poder ia funcionar na prática. Imagine-se um menino de dois anos brincando no chão com seus brinquedos. Ele tem vários tijolos modelados, um urso de pelúcia, uma bola de borracha vermelha e um resistente trem de madeira com rodas. Terá tocado, apertado, sugado, batido, deixado cair e examinado cuidadosamente todos eles. No curso dessas experiências, construiu na mente representações sensório-motoras desses objetos, em virtude das ações que praticou com eles.

Agora é introduzido um novo brinquedo, uma bola de pano vermelho. O menino imediatamente começa a adaptar-se às propriedades da bola de pano vermelha brincando com ela de todas as maneiras descritas acima. Ajusta este novo objeto ao modelo mental de bola que já criou. Tem a mesma cor e forma que a outra bola, e rola. Assim ele assimila o novo no velho.

Ao mesmo tempo, descobre que ela não salta da mesma maneira que a bola de borracha vermelha, que é macia e quente como o urso de pelúcia e que não faz barulho igual quando deixa cair. Precisa por isso ajustar seu modelo mental da bola a fim de incorporar a bola de pano. Acomoda sua ideia da bola modificando-a de modo a incluir maciez como a do urso de pelúcia, mas forma e cor como a da bola de borracha. Assim, acomoda o velho ao novo.

Sua adaptação à ideia de uma bola é agora mais ampla e mais estável. Que acontecerá quando for introduzido um balão vermelho? Tem a mesma forma e cor que as outras bolas, rola e salta, mas pode ser muito comprimido e proporciona reação motora diferente (peso). Todas essas propriedades poderiam ser assimiladas nas estruturas existentes e o processo de acomodação não seria difícil. Contudo, o menino descobre depois que quando empurrado para longe o balão move-se para cima e não para baixo, como todos os objetos com que já brincou. Este comportamento exige acomodação muito considerável para ser ajustado. O modelo teria de ser reajustado de modo a permitir que coisas vão para cima assim como para baixo. O menino talvez experimente com seus outros brinquedos e descubra que sob certas espécies de empurrão, eles também vão para cima antes de cair. A adaptação poderia ser adquirida depois de considerável processo de acomodação.

Imagine-se que o balão estoura. Há um ruído alto e o balão some! Esta experiência é absolutamente singular para o menino, que a rejeita, pois não há estruturas assimilatórias em que ela se possa ajustar. O desaparecimento de objetos, no passado, não era acompanhado por um ruído alto e forte, e havia presente ura objeto interveniente. Nenhuma acomodação pode ser feita desse acontecimento porque é extraordinário demais e exigiria completa distorção de todas as estruturas para que ele se adaptasse.

Finalmente, pode-se ver que haverá certas propriedades da bola que o imaginário menino de dois anos não será capaz de adaptar. Não adaptará a ideia de que a bola é membro de uma classe de objetos tridimensionais, que tem uma área mínima em contato com o solo ou que tem um volume máximo por área de superfície. Acomodação a tais conceitos ocorrerá muito mais tarde em seu desenvolvimento mental, como está descrito em linhas gerais na Primeira Parte.

O Conceito de Estruturas Mentais e Equilíbrio

Piaget explica a atividade mental fazendo referência a termos como organização, sistemas operacionais, todos estruturados, equilíbrio e assim por diante. É difícil compreender esses termos e, antes de mergulhar na teoria de

Piaget sobre estruturas mentais, talvez fosse útil examinar algumas possíveis significações dos termos.

A palavra estrutura implica em organização ou padrão discernível, em que existem partes formando um todo. A maneira pela qual essas partes se juntam pode definir a estrutura. A estrutura de uma parede de tijolos poderia ser definida desta maneira. Seria um exemplo de estrutura estática. Além disso, pode existir uma estrutura estática em que se verifiquem ocorrências dinâmicas. Tais ocorrências dinâmicas ter iam elas próprias uma estrutura que poderia ser descrita por regras de operação. A maneira pela qual as operações atuam juntas definiria a estrutura ou sistema. Um exemplo talvez torne isso mais claro. Um sistema de aquecimento central doméstico tem uma estrutura estática de partes organizadas, como tanque de água, canos e radiadores. Além disso, tem um sistema dinâmico que é expressado no movimento da água, de acordo com a lei de convenção, que é sua regra de operação.

Outra propriedade de estruturas e sua estabilidade ou falta de estabilidade. Estruturas estáticas demonstram sua estabilidade por sua rigidez. Estruturas dinâmicas também demonstram estabilidade, mas de maneira diferente. No caso da água no sistema de aquecimento central, o movimento da água em parte do sistema é sempre compensado por movimentos em outras partes. O sistema como um todo permanece estável devido a esses movimentos compensados. O ponto importante que surge disso é que a estabilidade de uma estrutura dinâmica se deriva do fato de estarem equilibradas todas as mudanças de que ele é capaz.

Voltando ao funcionamento da inteligência, as estruturas com que Piaget descreve o desenvolvimento mental são dinâmicas e, portanto, definidas por suas regras de operação. Quando é feita referência a estruturas concretas ou formais, essas são sistemas dinâmicos. Quanto à relação de tais estruturas com a rede neural, Piaget observa: "Se considerações neurológicas vierem corroborar nossa explicação em alguma data posterior, as estruturas de agrupamentos, treliças e grupos reaparecerão nessa nova perspectiva e, em resultado, essas leis do equilíbrio se mostrarão mais genéricas do que quando ligadas apenas a padrões de comportamento." *(Logical Thinking,* p. 333.)

Resumindo, na psicologia da inteligência de Piaget, estruturas mentais são dinâmicas e definidas por meio de regras operacionais que, tomadas em conjunto, formam um sistema equilibrado. Embora deixando de lado, no momento, a questão de equilíbrio, é importante aspecto da teoria o fato de algumas condições de equilíbrio serem mais estáveis do que outras. Há dois pontos a notar em relação a essas estruturas. Em primeiro lugar, elas mudam durante a ontogenia intelectual e, em consequência, a forma de equilíbrio muda. Em segundo lugar, a estrutura total tem subestruturas que também apresentam propriedades operacionais.

Esquemas

A referência a subestruturas leva diretamente à consideração do que Piaget chama de esquemas. Esquema é um termo sempre presente na teoria de estruturas mentais de Piaget. Aparece em toda a sequência desenvolvimental, em todos os estágios. É difícil determinar com precisão sua natureza exata, mas pensar nele como uma subestrutura não viola a teoria. Assim, dentro da estrutura total há esquemas e o comportamento da estrutura como um todo, mudando como muda de período para período, resulta da maneira pela qual os esquemas funcionam e são organizados entre si. Existem, portanto, dois aspectos do comportamento de esquema que exigem explicação: primeiro, como funciona o próprio esquema e, segundo, como os esquemas são organizados entre si.

Esquemas sensório-motores têm sua origem nos comportamentos reflexos com que o bebê nasce, como a tendência a sugar, agarrar coisas ou chorar. A propriedade básica de tais reflexos é repetição. Esta propriedade exige estimulação ambiental para pô-la em ação, mas uma vez iniciado, o esquema reflexo exercita-se e fortalece-se sobre qualquer objeto adequado. Piaget refere-se a essa propriedade de repetição como "assimilação reprodutiva". A respeito do reflexo de sugar, Piaget escreve: "Assim, de acordo com contatos ocasionais, a criança, desde as duas primeiras semanas de vida, suga seus dedos, os dedos que se estendem para ela, seu travesseiro, acolchoado, roupas de cama etc.; consequentemente assimila esses objetos à atividade do reflexo." (*The Origin of Intelligence*, p. 34.)

Pode-se usar este exemplo para ilustrar duas outras propriedades básicas dos esquemas. Pela repetição, o esquema incorpora em si próprio objetos variados e assim seu campo de aplicação se torna mais amplo. Piaget chama essa propriedade de "assimilação generalizadora". Contudo, devido às qualidades dos objetos assimilados, ocorre uma ação inversa. Esta ação é diferenciação de esquema, na qual o esquema reage diferentemente aos vários objetos que assimila.

A expressão usada por Piaget para isso é "assimilação recognitiva". Esta diferenciação produz reconhecimento motor.

Resumindo, a atividade básica de um esquema é (1) repetição e, dada esta, o esquema (2) generaliza-se, porque uma variedade de objetos é capaz de satisfazer o processo repetitivo, e (3) diferencia, em resultado da atividade. Este processo total produz um todo organizado ou uma subestrutura.

Podem-se considerar as mudanças acima descritas como ocorrendo simultaneamente em numerosos esquemas, cada um dos quais tem uma tendência reflexa em sua base. Em certas épocas, no desenvolvimento de esquemas, novos comportamentos podem ser observados no bebê. Piaget descreve um deles da seguinte maneira:

Chega agora o momento em que a criança olha para a sua mão que se está movendo. Por outro lado, ela é levada, pelo interesse visual, a fazer este espetáculo durar – isto é, não afastar os olhos da mão; de outro lado, ela é levada, por interesse cinestético ou motor, a fazer essa atividade manual durar. É então que a coordenação de dois esquemas opera, não por associação, mas por assimilação recíproca. (*The Origin of Intelligence,* p. 107.)

Este exemplo descreve como esquemas se organizam entre si por um processo em que cada um assimila o outro. Piaget chama isto de "assimilação recíproca", O resultado de dois esquemas que se assimilam é um novo modo de atividade no ambiente; neste exemplo, a coordenação de mão e olhos. Em termos de estruturas mentais, assimilação recíproca produz uma nova totalidade ou uma subestrutura mais elaborada. O processo de assimilação recíproca é de vital significação para a teoria de desenvolvimento intelectual de Piaget; pois este processo é usado para explicar a formação de coordenações complexas entre esquemas. Quando esquemas se assimilam entre si, criam uma nova ação intelectual, uma nova maneira de pensar, uma nova maneira de representar as relações encontradas no ambiente e assim uma nova maneira de comportar-se com o ambiente. Quando o bebê exibe um padrão de comportamento até então ausente ou resolve um problema que antes estava fora de seu alcance, o "ato inventivo de inteligência" que ocorreu é explicado como resultado da assimilação recíproca de esquemas. "Em suma, invenção através de dedução sensório-motora não é senão uma reorganização espontânea de esquemas anteriores que são acomodados por si próprios à nova situação, através de assimilação recíproca." (*The Origin of Intelligence*, pp. 347-8.)

A discussão baseou-se até agora nos comentários de Piaget sobre comportamento de esquema no período sensório-motor. Contudo, o termo esquema aparece em todos os seus escritos, e a combinação de esquemas ou seu realinhamento em novas totalidades que funcionam como um sistema mais ou menos permanente pode ser encontrada no estágio Intuitivo ou nos períodos Operacional Concreto e Operacional Formal. A explicação de Piaget sobre o progresso do desenvolvimento intelectual contém frequentes referências ao aparecimento de novo comportamento de esquema derivado de esquemas existentes. Por exemplo, no fim do período Pré-operacional, quando a criança começa a apreender a noção de que dois arranjos espaciais diferentes se compõem do mesmo número de fichas, esta compreensão intuitiva é explicada como resultado do aparecimento de um novo esquema.

"O êxito da criança (...) é conseguido através de um novo método semi operacional ou através do desenvolvimento de um esquema que já existia dentro da comparação global, mas que vem à tona neste nível (...)" (*Number*, p. 88.)

O período de operações formais é assinalado pela presença de vários "esquemas operacionais" novos, como aqueles relacionados com proporção, correlação ou equilíbrio mecânico. A presença do esquema, "sendo iguais todas as outras coisas", é considerada como um marco de pensamento formal. Esses esquemas operacionais são encarados como resultado da integração dos numerosos agrupamentos operacionais concretos no todo combinatorial de pensamento formal. Assim, através de todos os escritos de Piaget, a combinação de subestruturas mentais entre elas próprias produz novos modos de pensamento. Nos primeiros anos de vida, a assimilação recíproca de esquemas produz novos modos de comportamento. Isto é continuado em anos posteriores e ocorre reorganização estrutural para produzir poderosas estratégias de solução de problema. Em resumo, esquemas poderiam ser descritos como subestruturas, dinamicamente organizadas, que apresentam as propriedades de assimilação reprodutiva, generalizadora, recognitiva e recíproca. A atividade de inteligência e sua ontogenia resultam dos processos construtivos de esquemas elaborados em contato com o ambiente externo e de acordo com a organização interna de esquema. Piaget faz o seguinte comentário: "(...) esquemas, sendo instrumentos para adaptação a situações sempre variáveis, são sistemas de relações suscetíveis de abstração e generalização progressivas." (*Play, Dreams and Imitation*, p. 99.)

Mudança Estrutural e Equilíbrio

A propriedade básica de esquemas é assimilação, os quais assimilam o ambiente e se assimilam entre si. Piaget acentua isso fazendo referência à assimilação como fato básico da vida psíquica. Dada essa propriedade, estruturas mentais tendem a tornar-se cada vez mais elaboradas durante toda a sequência de períodos. Dentro de cada período, a estrutura gradualmente se forma por uma multiplicação de relações de esquemas até ocorrer um reagrupamento de relações e a estrutura apresentar novas formas de organização. Este reagrupamento forma então a base de novas assimilações. Assim, período sensório-motor chega à fruição quando o sistema de ações motoras permite a conservação de objetos e a formação do grupo de deslocamentos. A partir dessa época novas assimilações se ajustam dentro dos esquemas de objetos conservados (esquemas simbólicos) e depois continua novamente a multiplicação estrutural. Fruição pré-operacional é alcançada quando esquemas simbólicos se agrupam e conservações concretas aparecem. Os agrupamentos de classes e relações proliferam então até se tornarem reorganizados. Isto produz o sistema combinatorial e o grupo de transformação de operações formais.

As estruturas mentais de cada período têm sua própria condição de equilíbrio, cada uma delas mais estável que a anterior. Piaget observa: "Só inteligência, capaz de todos os seus rodeios e inversões por ação e por pensamento, tende para um equilíbrio que abrange tudo visando à assimilação do todo de realidade(...)" (*Intelligence*, p. 9.)

Este equilíbrio é derivado, principalmente, de dois fatores: a reversibilidade das operações executadas e o conteúdo a que elas são aplicadas. Equilíbrio sensório-motor apresenta reversibilidade de ações motoras e os conteúdos são entidades reais. Equilíbrio operacional concreto apresenta reversibilidade de classes por inversão e de relações por reciprocidade. Os conteúdos são as propriedades concretas do ambiente. Equilíbrio operacional formal apresenta a reversibilidade integrada do grupo de transformações e os conteúdos abrangem o ambiente possível, assim como o ambiente real.

Pode-se destacar outro ponto em relação ao crescimento de equilíbrio. Pode-se considerar o equilíbrio de estruturas mentais como significando um sistema equilibrado de relações entre ações mentais e ocorrências ambientais. Obtêm-se estas relações através do processo de assimilação e acomodação. Há ocasiões durante este período em que o equilíbrio do sistema como um todo, independentemente de sua estabilidade relativa em comparação com outros períodos, é temporariamente perturbado. É de fato necessário para crescimento estrutural que ocorram essas perturbações, pois no estabelecimento do equilíbrio a estabilidade pode ser aumentada. A perda de equilíbrio ocorre quando os processos de assimilação e acomodação não estão equilibrados em cada período. Quando a assimilação é dominante, o ambiente é submetido aos ditames da mente. Quando a acomodação é dominante, ocorre o inverso. Piaget traçou este desequilíbrio em cada período.

No período sensório-motor, ocorre primazia de assimilação, por exemplo, quando a criança suga o polegar. Primazia de acomodação é indicada, por exemplo, quando o bebê imita os movimentos das mãos da mãe. No período pré-operacional, primazia de assimilação é vista no brinquedo simbólico, quando, por exemplo, a criança usa uma vara para reapresentar uma espingarda. Primazia de acomodação é vista no brinquedo imitativo, quando, por exemplo, a criança imita o comportamento da mãe. No período operacional concreto, jogos de fantasia indicam primazia de assimilação e feitura de modelo indica primazia de acomodação. No período operacional formal, teorização fantasiosa demonstra primazia de assimilação e experimentação científica demonstra primazia de adaptação.

Inteligência adaptada é um equilíbrio dos dois processos, sem nenhum dominante, por exemplo, quando um cientista faz uma dedução correta depois de uma experiência ou quando uma criança resolve um problema concreto que o ambiente apresenta.

O Conceito de Organização

Piaget refere-se a adaptação como uma invariável funcional. Com isso sugere que a adaptação é um processo que continua durante toda a sequência de desenvolvimento intelectual. Uma adaptação adquirida no primeiro ano de vida e outra adquirida no décimo-quinto ano terão de ser conseguidas da mesma maneira, isto é, pelo processo gêmeo de assimilação e acomodação. Por outro lado, por exemplo, estruturas mentais não são uma invariável pois mudam durante todo o desenvolvimento intelectual.

O conceito de organização é semelhante à adaptação visto ser uma invariável funcional. Isto implica em que inteligência é sempre organizada em todos os estágios da sequência desenvolvimental. Assim, embora as estruturas mudem, continuam sendo apesar disso estruturas organizadas. As duas invariáveis funcionais da inteligência, adaptação e organização, estão estreitamente ligadas entre si da seguinte maneira. Adaptação é o processo pelo qual a inteligência se relaciona externamente com o ambiente, enquanto organização é o processo pelo qual a inteligência como um todo se relaciona internamente com suas partes. Piaget observa que organização "é o aspecto interno do funcionamento dos esquemas a que a assimilação tende a reduzir o ambiente externo". O conceito de organização aplica-se não só ao intelecto como um todo, mas também ao funcionamento de suas partes, isto é, aos esquemas. Esquemas são todos organizados e quando se combinam entre si por assimilação recíproca o resultado é um novo todo organizado ou totalidade. Piaget expressa a relação entre as duas invariáveis funcionais da seguinte maneira:

O "acordo de pensamento com coisas" e o "acordo de pensamento consigo mesmo" expressam essa dupla invariável funcional de adaptação e organização. Esses dois aspectos de pensamento são indissociáveis: É adaptando-se a coisas que o pensamento se organiza e é organizando-se que ele estrutura coisas. (*The Origin of Intelligence*, p. 8.)

A Psicologia de Estruturas Mentais

Piaget demonstrou que sua teoria de estruturas mentais, e suas condições de equilíbrio, pode ser expressada com economia empregando o simbolismo da matemática e lógica.

Refere-se a essa forma de expressão como psicologia. Duas ideias matemáticas servem de base à psicologia. São teoria de treliça, que abrange a lógica de classes, relações e proposições; e a teoria de grupo, que trata das regras pelas quais conjuntos podem ser combinados.

A psicologia demonstra como ações sensório-motoras, que são "o equivalente motor de um sistema de classes e relações", podem ser encaradas como tendo as propriedades de um grupo. Mostra também como essas ações passam a ser os agrupamentos de classes e relações (semi treliças). Esses agrupamentos, por sua vez, tornam-se o sistema combinacional (uma treliça) e o grupo de transformações (grupo INRC). A treliça e o grupo INRC atuam como um todo integrado. Piaget não procura reduzir o pensamento à matemática ou lógica. Adota o ponto de vista de que esses sistemas axiomáticos se derivam da perfeição e formalização do pensamento racional. Comenta que "A Lógica é o espelho do pensamento, e não vice-versa." (*Intelligence,* p. 27.)

Não seria apropriado esboçar aqui a psicologia de Piaget, mas seria útil mostrar como Piaget liga a teoria de grupo ao conceito de operações mentais. A teoria de grupo trata da maneira pela qual uma coleção de elementos (um conjunto) se combina com outra. Um conjunto pode ser composto de elementos como movimentos no espaço, objetos, símbolos ou operações. Um grupo é especificado declarando-se uma maneira de combinar juntos dois elementos de um conjunto e definindo-se as regras que governam o comportamento de tal combinação. Pode-se ver que, se os movimentos físicos de uma criança no espaço, suas ações com objetos, suas operações mentais internas com representações simbólicas e suas operações sobre operações puderem ser reunidos sob a teoria de grupos, o resultado será um instrumento analítico de certo poder para elucidar atividade mental. Isto é o que Piaget postula em sua hipótese de que atividade mental apresenta propriedades semelhantes às de grupo. Embora nas regras que governam a combinação de elementos haja variações, que resultam da maneira pela qual os elementos se combinam ou da espécie de elementos, em geral os grupos têm as seguintes propriedades:

1. A combinação de quaisquer dos elementos resulta em um elemento que está no conjunto; por exemplo, A combinado com B produz C que é um elemento de conjunto, (Regra de Fecho.)

2. A ordem da combinação dos elementos não afeta o resultado, por exemplo, o resultado de combinar A com B e depois com C, é o mesmo que de combinar A com o resultado da combinação de B e C. (Regra Associativa.) É possível também que A combinado com B seja o mesmo que B combinado com A. (Regra Comutativa.) Mas isto nem sempre acontece.

3. O conjunto contém um elemento de identidade que, quando combinado com qualquer elemento, deixa esse elemento inalterado; por exemplo, A combinado com I (elemento de identidade) produz A. (Regra de Identidade.)

4. Todo elemento tem um inverso e a combinação de um elemento com seu inverso produz o elemento de identidade. (Regra do Inverso.) É possível que um elemento seja seu próprio inverso, mas isto nem sempre acontece.

Piaget acredita que operações mentais apresentam essas propriedades. Por exemplo, quando um bebê manipula objetos, os movimentos que executa formam um grupo de deslocamentos. As regras de Fecho e Associativa são obedecidas. Existe um elemento de identidade (ausência de movimento). Todo elemento tem um inverso, às vezes ele próprio. Virar um objeto de cabeça para baixo e depois novamente de cabeça para cima é o mesmo que ausência de movimento. Atividade mental com classes e relações durante o período de operações concretas mostra propriedades semelhantes à de grupo. Piaget expressa a Regra do Inverso em seu conceito de irreversibilidade, pela inversão ou reciprocidade. O requisito de identidade reaparece, por exemplo, como um conjunto universal, uma equivalência ou uma tautologia. Atividade mental com números, que crianças executam no período de operações concretas, também mostra propriedades semelhantes às de grupo. No nível de operações formais, Piaget mostra como as duas formas de reversibilidade expressam propriedades semelhantes, no grupo de transformações. Este grupo tem quatro elementos operacionais: identidade, negação, recíproco e correlativo (o grupo INRC) e obedece a regras de grupo. Piaget mostra como o grupo INRC pode entrar em ação em operações referentes ao equilíbrio mecânico, movimento relativo e proporção, por exemplo. A experiência da página *79* mostra o grupo INRC em um exemplo concreto.

Fatores Sociais que Influenciam a Formação de Estrutura

Os seguintes fatores sociais são considerados por Piaget como tendo efeito sobre a formação de estrutura:

1. A linguagem usada em uma sociedade.

2. As crenças e valores mantidos por uma sociedade.

3. As formas de raciocínio que uma sociedade aceita como válidas.

4. A espécie de relações entre membros de uma sociedade.

É importante definir a perspectiva que Piaget adota quando considera influências sociais. Seu interesse não é sociológico, e por isso ele não se demora no efeito que culturas diferentes ou subculturas diferentes podem ter sobre desenvolvimento estrutural (exceto no sentido do desenvolvimento histórico de sociedades e das formas de pensamento que as sociedades apresentam). O interesse de Piaget é pela relação geral de fatores sociais com desenvolvimento de estrutura, não pelo efeito de formas culturais específicas. Seu interesse é pelo efeito que tais fatores terão em estágios diferentes da sequência desenvolvimental. É também importante ter em mente que influências sociais não podem ser encaradas separadamente dos outros fatores que estão em ação. Em sua análise de formação de estrutura, Piaget distingue três influências principais. São elas "...amadurecimento do sistema nervoso, experiência adquirida em interação com o ambiente físico e influência do meio social." (*Logical Thinking*, p. 243.)

Este ponto de vista parece sugerir que o sistema neural não pode ser considerado uma entidade plástica informe capaz de ser modelada pelas pressões sociais e pelas propriedades do mundo físico. Nem pode ser considerado como uma entidade dotada de propriedades semelhantes às do cristal, que meramente cresce de acordo com os ditames de sua própria estrutura nascente. A estrutura é uma condição de equilíbrio, pronta a qualquer momento para reagir a seu próprio crescimento produzindo novo comportamento ambiental e, por outro lado, a reagir aos resultados que esse novo comportamento manifeste no mundo social e físico.

Tendo em mente esses pontos, o meio social afetará o desenvolvimento estrutural através do processo de acomodação por assimilação, tal como faz o ambiente físico. Há uma diferença, porém, no fato de o clima social em que a criança cresce ser qualitativamente diferente em idades diferentes. Nos anos pré-escolares, a relação da criança com outros membros de seu grupo social é no papel de um subordinado dos adultos subordinadores. Durante os anos escolares, sua relação é ainda subordinada ao mundo adulto, só que ela tem uma relação de igualdade com seus pares. Na adolescência, a relação de igualdade torna-se mais geral à medida que são assumidos papéis adultos. Ontogeneticamente, a influência do meio social expressa-se da seguinte maneira. O aparecimento da função simbólica assinala a época em que a linguagem começa a afetar o desenvolvimento estrutural. A criança é então exposta às regras que governam a construção de linguagem, juntamente com "um sistema já preparado de ideias, classificações, relações – em suma, um inesgotável estoque de conceitos (...)" (*Intelligence*, p. 159.)

Durante o estágio de representações intuitivas, a criança está na escola e socialmente engajada com crianças de sua própria idade. Piaget considera essa participação de grupo com outros iguais em idade e posição como poderosa influência na mudança das estruturas intuitivas para estruturas operacionais. Sugere que ser membro de um grupo encoraja comportamento cooperativo e proporciona um modelo concreto de relações recíprocas. A criança precisa descentralizar seu ponto de vista a fim de explicar os pontos de vista alheios. O intercâmbio de ideias realiza-se por meio de palavras e, para comunicar-se, a criança precisa aceitar a significação dessas palavras da maneira pela qual são conservadas pelo grupo como um todo. A criança é concitada a verificar seus pensamentos experimentando-os socialmente e, assim, a resolver as contradições que neles descobre. Todas essas facetas tomadas em conjunto auxiliam o agrupamento de estruturas mentais em sistemas operacionais. Piaget sugere que as propriedades inerentes a um grupo social são semelhantes às propriedades dos agrupamentos operacionais de estruturas mentais. Por exemplo, ambas apresentam o seguinte: coordenação de ações, relações em mudança que, apesar disso, mantêm um todo conservado e reversibilidade de ações. Piaget faz a propósito o seguinte comentário:

> É de fato muito difícil compreender como o indivíduo chega a agrupar suas operações de certa maneira precisa e consequentemente mudar suas representações intuitivas para operações transitivas, reversíveis, idênticas e associativas sem intercâmbio de pensamento (...) O agrupamento é, portanto, por sua própria natureza uma coordenação de pontos de vista e, com efeito, isso significa uma coordenação entre observadores e, portanto, forma de cooperação entre vários indivíduos. (*Intelligence*, p. 164.)

Fatores sociais estão também em ação na ocasião em que operações formais atingem fruição. Pensamento formal permite ao adolescente examinar seu próprio estilo de vida e o da sociedade em que se encontra, pôr em dúvida e debater as crenças e valores que sustenta e aqueles que encontra à sua volta. A interação de grupo de pares ajuda isso e o adolescente submete seus pensamentos à prova com seus iguais.

Esses pensamentos frequentemente afastam-se da realidade social, sendo voos de imaginação idealística, mas isso é exatamente o que seria de esperar como produto de operações formais não acomodadas. Piaget e Inhelder sustentam que esses pensamentos têm "...uma espécie de forma messiânica tal que as teorias usadas para o mundo se centralizam no papel de reformador que o adolescente se sente chamado a representar no futuro." (*Logical Thinking*, pp. 343-4.)

Contudo, são fatores sociais que ajudam o adolescente a voltar à terra. Mais ou menos nessa época, seus pensamentos precisam voltar-se para a escolha de uma ocupação e ingresso na sociedade como membro ativo e igual.

No que se refere a julgamentos morais, Piaget sugere que existe um desenvolvimento mais ou menos paralelo a esses, acompanhando as mudanças no status de grupo social da criança e a descentralização de seus pontos de vista. Durante o período pré-operacional, a criança é egocêntrica (não descentralizada em seus pontos de vista) e é um subordinado social. Encara as regras de comportamento como se fossem leis naturais transmitidas a ela pelos pais. A violação dessas leis deve causar retribuição, e a forma de punição que a autoridade decreta não está sujeita a contestação. Os motivos por trás de uma má ação não desempenham o menor papel no curso de sua justiça; quanto mais grave o delito, mais severa deve ser a punição. Piaget refere-se a essa visão das regras de conduta como moralidade de coerção. Durante o período operacional concreto, a criança descentraliza seu ponto de vista e tem status igual entre seus pares. Regras de comportamento passam a ser gradualmente uma questão de aceitação mútua. Deve haver completa igualdade de tratamento sob tais regras e não podem ser levadas em conta circunstâncias especiais quando a justiça é administrada. Com o início de operações formais, podem ser criadas as regras exigidas pelas necessidades do grupo, desde que seja possível haver acordo a seu respeito. Motivos são então levados em conta e circunstâncias podem temperar a administração da justiça. Piaget refere-se a essa visão de regras de conduta como moralidade de cooperação.

Em termos gerais, Piaget encara essas mudanças em atitudes sociais, status e descentralização de personalidade, como parte integrante do processo inteiro de desenvolvimento estrutural e aumento da estabilidade de equilíbrio intelectual.

FONTES RELEVANTES

1. *The Growth of Logical Thinking*
2. *Logic and Psychology*
3. *The Psychology of Intelligence*
4. *The Moral Judgement of the Child*

TERCEIRA PARTE

Aprendizagem e Ensino do Ponto de Vista Piagetiano

Em termos gerais, a tese de Piaget parece ter aplicação educacional de duas maneiras principais. Em primeiro lugar, há seu ponto de vista sobre a maneira pela qual o intelecto e o ambiente interagem entre si: o processo de adaptação, a influência de ações físicas com coisas, cooperação social e linguagem. Esta parte da psicologia poderia ser relevante para método de ensino e organização de situações de aprendizagem. Em segundo lugar, há a sequência desenvolvimental de Piaget com modos de pensamento e alimentos ambientais apropriados a cada estágio. Esta parte da psicologia poderia ser relevante para conteúdo de lição e organização de currículo em idades diferentes.

Em um sentido, encarar a prática educacional do ponto de vista piagetiano não produzirá implicações incomuns. Muitos professores experientes e talentosos vêm aplicando há longo tempo conceitos de Piaget na sala de aulas sem dedicar consideração consciente ao assunto. Em tais casos, o trabalho de Piaget empresta apoio sistemático ao que é intuitivamente compreendido. Em outro sentido, porém, o trabalho de Piaget tem maior valor. A generalidade de seus conceitos e a visão panorâmica do desenvolvimento intelectual que oferece pode explicar uma diversidade de questões educacionais.

De início, porém, é preciso ter em mente um ponto importante. Piaget explica como a criança aprende, mas não discute com minúcias como pode ser melhor ensinada. Por isso, os comentários seguintes só podem ser de espécie especulativa.

Assimilação, Acomodação, Aprendizagem e Ensino

Piaget define adaptação intelectual como "um equilíbrio entre assimilação e acomodação, que equivale a um equilíbrio de interação entre sujeito e objeto". (*Intelligence*, p. 8.)

Os processos gêmeos de assimilação e acomodação são aspectos permanentes do trabalho de inteligência, vale dizer que estão presentes em todos os estágios de desenvolvimento intelectual. Adaptação ao ambiente só ocorre quando os dois processos estão em equilíbrio e em tais ocasiões o intelecto está em equilíbrio com seu ambiente. Com a idade, o escopo da adaptação torna-se maior. À medida que a inteligência se desenvolve, os processos cognitivos podem envolver maior distância temporal, maior distância espacial, maior penetração abaixo da superfície das coisas e maior compreensão da complexidade de causa e efeito. Esta penetração ocorre tanto no mundo físico como no social. O progresso deste desenvolvimento é marcado pelo aparecimento de formas mais abstratas de representação na mente. Cada passo à frente no desenvolvimento intelectual exige a aplicação do que já é compreendido ao que não é compreendido, seguida por um ato de ajustamento no qual o conhecido é modificado pelo desconhecido. A aplicação de experiência passada ao presente é assimilação. O ajustamento dessa experiência para levar em conta o presente é acomodação. A concordância entre esses dois atos é expressada em inteligência adaptada. Todavia, pode-se ver que cada passo a frente só pode ocorrer com uma perda de equilíbrio, e, por isso, o desenvolvimento intelectual é um processo de restabelecimento de equilíbrio perturbado entre assimilação e acomodação.

Cada situação de aprendizagem envolve assimilação. Isto sugere que a criança só pode absorver uma experiência nova mudando-a de modo que se ajuste a seu modelo do mundo. Ao mesmo tempo, a presença dessa experiência nova muda seu modelo mental. Portanto, toda situação de aprendizagem envolve também acomodação.

Do ponto de vista de assimilação, pode-se ver que, para uma experiência ter qualquer significação para uma criança, isto é, para que a experiência seja compreendida por ela, é preciso que ela seja capaz de ajustar aquela experiência a seu modelo mental. De fato, todas as experiências novas precisam estar relacionadas com experiências que a criança já compreenda, isto é, toda aprendizagem nova precisa ser baseada em aprendizagem velha. Uma experiência só é significativa na medida em que pode ser assimilada. No que se refere a conteúdo de lição, o professor nunca pode conhecer a natureza precisa da experiência anterior de uma criança, embora certas generalidades sobre seu conteúdo sejam evidentes. No começo será um mundo em que a criança está no foco, um mundo de ações corporais, um mundo do imediato, do aqui e agora. Será um mundo composto das propriedades superficiais de objetos e das ações ostensivas de outros. Para tirar a criança de seu foco e apesar disso manter seu equilíbrio dentro de limites, seus pontos de referência dentro deste mundo precisam mudar com ela para uma nova disposição.

No que se refere à organização do currículo como um todo, a assimilação de experiência pela criança difere substancialmente da maneira pela qual os corpos de conhecimentos são coligidos em assuntos. O arranjo de conhecimento por assunto é o produto de operações formais amadurecidas e tem pouco lugar na mente da criança. Esta assimila experiências sem referência a tais fronteiras formais. Quando uma situação de aprendizagem não se presta a assimilação imediata, o resultado pode ser um núcleo de informação não digerida, que não tem aplicação exceto à situação em que foi experimentado e que, por isso, não serve como ponto de crescimento. A rígida divisão de situações de aprendizagem em comportamentos estanques de assunto poderia também produzir em estágio posterior conhecimento não suscetível de fertilização cruzada.

Até agora, sugeriu-se que as experiências têm sentido na medida em que podem ser assimiladas, embora a assimilação não ocorra sem esta acomodação. Do ponto de vista de adaptação e possível desenvolvimento, o aspecto de acomodação é de considerável importância. Na situação educacional formal, adaptação e desenvolvimento são de primordial interesse. Um dos principais objetivos do professor será o de apresentar â criança situações que exijam que ela adapte sua experiência passada. O professor interessa-se em facilitar a adaptação e auxiliar a criança ao longo do caminho desenvolvimental. Poder-se-ia dizer que a criança vê a situação de aprendizagem do ponto de vista de sua experiência passada, enquanto o professor se preocupa com a acomodação da experiência passada à situação presente. Se o professor adota uma visão de longo alcance sobre determinada situação de ensino, será importante não só a adaptação imediata, mas também sua relação com desenvolvimentos futuros, isso porque cada situação de aprendizagem é a base de futura aprendizagem.

O professor, neste sentido, é o organizador de situações de aprendizagem nas quais a experiência velha pode ser acomodada com a nova, e essas situações de ensino são previstas. O objetivo do professor é encorajar a criança a aplicar seu conhecimento a situações até então desconhecidas e, ao mesmo tempo, encorajá-la a usar ações conhecidas em contextos desconhecidos. Nessa medida, uma situação de aprendizagem contém alguma coisa desconhecida, nova ou problemática para a criança, que esta sente necessidade de compreender. A realização dessa compreensão produz uma adaptação. Cada adaptação que a criança faz constitui para ela uma descoberta ou um "insight". Contudo, desenvolvimento intelectual é um processo gradual e não uma série de saltos de um "insight" para o seguinte. Caracteriza-se por minúsculas consolidações e extensões de experiência passada, talvez com um ocasional lampejo de "insight".

O ensino de números e operações com números oferece um claro exemplo dessa abordagem de assentamento de alicerce medido. Muitas das atividades na escola maternal com objetos e materiais estruturados são organizadas de modo que as ações de ordenar, combinar, dissociar e igualar sejam experimentadas em uma variedade de contextos. A extensão dessa variedade e, portanto, a extensão de possíveis acomodações é uma medida da engenhosidade e fertilidade mental do professor. Do ponto de vista de adaptação e desenvolvimento, o objetivo é auxiliar a criança a descobrir que símbolos numéricos podem ser usados para ficar no lugar desses objetos e que ações de combinar, dissociar e igualar podem ser expressadas em termos de operações de números.

Na esfera de trabalho criativo, a experiência velha é reexpressada através do meio criativo, como na redação criativa, pintura, modelagem, mímica ou drama. Trabalho criativo exige uma acomodação de experiência velha. Oferece também oportunidade para que experiências velhas sejam recombinadas entre si de novas maneiras, evitando que se tornem inertes. Por isso, situações de aprendizagem podem auxiliar adaptação na medida em que a experiência velha é acomodada na nova.

A psicologia de Piaget sugere dois princípios muito gerais que têm implicações no processo educacional como um todo. Em primeiro lugar, desenvolvimento intelectual é um processo dirigido, de crescente estabilidade de equilíbrio e expansão de escopo intelectual. É o professor que tem noção disso e quem se interessa por seu progresso. Em segundo lugar, é o aprendiz quem executa o processo de equilíbrio que determina o índice de desenvolvimento. (Ver "Problemas e Dificuldades", quase no final do volume.) A escola é, portanto, o lugar onde situações desenvolvimentais são criadas até o máximo da capacidade do professor e é também o lugar onde a criança pode organizar, inconscientemente, sua própria adaptação. É um lugar para situações tanto estruturadas como não estruturadas. O currículo e a lição individual podem oferecer campo para primazia de assimilação em trabalho criativo, por exemplo, em artes plásticas, drama, movimento, redação criativa ou poesia. Tal assimilação é possível com materiais que têm pouca forma inerente e em situações sociais que são desprovidas de padrão imposto. Toda assimilação livre envolve também acomodação. Situações criativas impõem suas próprias restrições, materiais têm suas limitações, e a interação social desenvolve sua própria estrutura. Toda atividade expressiva engendra acomodação, produzindo cópias e modelos do ambiente físico e imitação do ambiente social.

Ações Mentais e Interação Física

Piaget faz este comentário sobre operações mentais: "São ações, pois são executadas sobre objetos antes de serem efetuadas sobre símbolos." (*Logic,* p. 8.)

Assim, as ações mentais são criadas através da manipulação de objetos e mantidas e desenvolvidas através de uma continuação de tal contato. A importância geral disso parece ser que, embora no final a criança possa desenvolver sistemas de operações autônomas, em todo o curso desse desenvolvimento e mesmo em sua fruição, as operações mentais precisam de sustentação ambiental. Só dessa maneira podem a ação mental e a condição ambiental sobre a qual a ação repousa permanecer em equilíbrio adaptado.

A maneira pela qual o aluno de escola maternal, primária ou secundária manipula seus pensamentos difere substancialmente, mas a necessidade de manipulação física no ambiente permanece inalterada. Toda ação mental referente ao mundo físico só pode ser verificada por ação física sobre ela. Do ponto de vista da situação escolar, o aspecto inverso é, porém, de maior importância. Isto é, que a ação física efetuada primeiro no ambiente proporciona nutrição para a ação mental. Por exemplo, as operações formais do adolescente são muito afastadas de suas origens sensório-motoras, mas ação com objetos pode ser ainda o trampolim para ações mentais. Os mitos que envolvem as grandes descobertas científicas dão humorístico apoio à tese de Piaget. Arquimedes, saltando para fora de sua banheira, e Newton surpreendido pela queda da maçã extraíram muito benefício de sua experiência sensório-motora!

Tudo isso sugere que aprendizagem em qualquer idade exige contato com uma realidade concreta. Piaget expressa-o da seguinte maneira: "O sujeito precisa ser ativo, precisa transformar coisas e descobrir a estrutura de suas próprias ações sobre os objetos." (*Piaget Rediscovered,* p. 4.)

O apoio que as ações mentais exigem de ações físicas declina durante o curso de desenvolvimento intelectual. Para a criança de escola maternal, manipulação física de objetos é um alimento essencial, palavras e números proporcionam nutrição desenvolvimental. Na escola primária, a dieta pode ser uma mistura balanceada de ação simbólica e direta. Enquanto na escola secundária, a ação física oferece o *hors-d'oeuvre* a ser seguido por manipulação simbólica.

A ubiquidade do conceito de grupo em toda a tese de Piaget oferece um indício sobre a espécie de atividade ostensiva que pode, teoricamente, nutrir a atividade mental.

As situações de aprendizagem poderiam ser estruturadas em torno das propriedades de um grupo. Ações corporais, ações com objetos, com palavras, com números e com declarações (matemáticas ou linguísticas) são todas semelhantes a grupos, e situações de aprendizagem poderiam tomar essas propriedades e dar-lhes ênfase. Isso implicaria em destaque para as seguintes espécies de atividade:

1. Descobrir semelhanças e diferenças em ações corporais, ações com objetos, grupos de objetos, palavras, números e declarações (matemáticas ou linguísticas), assim formando conjuntos.
2. Juntar cada espécie de conjunto de várias maneiras a fim de obter o mesmo resultado.
3. Inverter tais ações com cada espécie de conjunto a fim de voltar ao ponto de partida.
4. Contrapor, equilibrar, compensar e equiparar dois desses conjuntos separados.
5. Transformar e rearranjar esses conjuntos isolados e descobrir o que mudou e o que não mudou.

Encarar situações de ensino dessa maneira em sentido nenhum implica em que a teoria de conjunto deva ser ensinada a crianças.

Ações Mentais e Interação Social

Piaget comenta o seguinte a respeito da atividade mental e social: "...sem intercâmbio de pensamento e cooperação com outros, o indivíduo nunca chegaria a agrupar suas operações em um todo coerente (...)" (*Intelligence*, p. 163.)

A significação desta tese parece considerável no que se refere à situação escolar. Como no ambiente físico, o mecanismo de adaptação social é o de assimilação e acomodação. A ênfase é também na importância de ação com pessoas, assim como de ação com objetos. Para ocorrer desenvolvimento, precisa haver ação individual sobre um grupo humano e uma reação do grupo à ação individual. Isso sugere que a presença passiva da criança com outros não auxilia necessariamente a coordenação de suas ações mentais, assim como a observação de um grupo de objetos não ajuda a desenvolver uma compreensão da relação dos objetos entre si e com o observador. Interação social, no sentido desenvolvimental, implica em um grupo como humano no qual cada indivíduo contribua para o funcionamento do grupo como um todo e esteja individualmente envolvido nos desvios e mudanças de equilíbrio que ocorram dentro dele. Tal sistema de relações humanas reproduz as propriedades de operações mentais. Permite à criança tornar-se, ela própria, uma ação dentro de um sistema coordenado de ações.

No que respeita ao planejamento de lição, esse ponto de vista dá grande ênfase ao valor da atividade de grupo. Acentua também a cooperação em lugar da competição como princípio educacional básico. Nessas circunstâncias outros fatores desenvolvimentais podem ser eficientes. Dentro de grupos de crianças envolvidas em atividade comum, há necessidade de expressar pontos de vista, trocar ideias e discutir meios e modos. Isso leva à necessidade de verificar, ou justificar, ideias individuais, eliminar contradições ou ajustar atitudes. Leva à necessidade de palavras que tenham significações e relações acordadas com outras palavras. Piaget observa: "No que concerne à inteligência, cooperação é assim uma discussão objetivamente conduzida (da qual decorre discussão internalizada, isto é, deliberação e reflexão) (...)" (*Intelligence*, p. 162.)

A contribuição de interação social para desenvolvimento intelectual é contínua e Piaget destaca seu efeito também no estágio adolescente. Grupos de ação, grupos de discussão e sociedades adolescentes proporcionam situações nas quais operações formais podem ser executadas e ajustadas, da mesma maneira que atividades de grupo auxiliaram o desenvolvimento operacional nos anos anteriores.

A importância educacional disso parece ser que a influência que a sociedade em geral pode ter sobre a adaptação de operações formais é diretamente proporcional ao grau de interação entre o adolescente e a comunidade mais ampla. Isso acentua a necessidade de situações de aprendizagem na parte mais adiantada da escola secundária que traz o adolescente para a sociedade e que leva a sociedade para a escola. Aponta também o possível valor desenvolvimental e a eficácia de ação cooperativa entre adolescente e adultos dentro do contexto da sociedade escolar. A experiência pessoal de tomada de decisão e o debate de que é acompanhada ajudaria o desenvolvimento da compreensão em matérias como conhecimento religioso, história e estudos sociais. Em sentido menos direto, talvez, o desempenho de papéis pelos alunos nessas matérias também seria método de ensino eficaz.

A tese de Piaget sobre o efeito de autoridade adulta na internalização de atitudes sociais e valores morais poderia ter implicações na sala de aula em todos os níveis desenvolvimentais. Embora ele acentue que regras de comportamento transmitidas à criança pelo adulto têm "(...) grande valor prático, pois é dessa maneira que se forma uma noção elementar de dever e o primeiro controle normativo de que a criança é capaz". (*Moral Judgment*, p. 409.) Sugere que tais regras devem ser também descobertas pela própria criança para que tenham significação. Uma condição para esta descoberta é atividade social e cooperação em tarefas partilhadas. Em tais circunstâncias, atitudes seriam expostas, depois discutidas e possivelmente modificadas. Este ponto de vista sugere um paralelo entre acomodações aos ditames do professor a respeito de fatos a serem aprendidos rotineiramente (por exemplo, uma tabuada de multiplicação) e acomodação aos ditames a respeito de regras de comportamento. Em ambos os casos, os fatos ou regras podem ser adotados sem assimilação e podem ter utilidade limitada. A falta de adoção poderia ser uma medida da falta de significação que tais fatos ou regras têm para a criança.

O papel do professor, nesta tese, parece ser o de desenvolver discussão de situações concretas a fim de descobrir a espécie de regras que operam durante várias espécies de interação social. Esta abordagem envolveria uma forma elementar de discurso prático com o professor como líder criterioso.

Ações Mentais e Linguagem

Palavras são símbolos que ficam no lugar do mundo tangível e visível. Podem incorporar conceitos que não têm correspondentes ambientais concretos e abranger outros conceitos para produzir conceitos mais amplos. Tais símbolos podem ser ligados em sentenças que descrevem relações dentro do ambiente concreto e entre conceitos. Essa coleção de símbolos com sua sintaxe não só é o meio pelo qual os pensamentos podem ser trocados como contém regras de validação e é o veículo para a criação de novos pensamentos. Assim, linguagem e pensamento estão intimamente entrelaçados. O progresso do desenvolvimento intelectual de uma criança pode ser assinalado até certo ponto pelo grau em que é capaz de usar esse delicado e complicado sistema de significações.

Piaget mostra que a extensão em que uma criança pode assimilar linguagem e, portanto, a extensão da significação e utilidade da linguagem para ela em sua atividade mental, depende até certo ponto das ações mentais que ela é capaz de executar; isto é, se a criança pensa com preconceitos, operações concretas ou operações formais. Observa ele que: "(...) não é preciso dizer que a criança começa tomando emprestado dessa coleção apenas o tanto que lhe serve, ignorando desdenhosamente tudo quanto ultrapasse seu nível mental". (*Intelligence,* p. 159.)

Piaget considera a linguagem como fator contribuinte do desenvolvimento de ações mentais, mas não como fator que seja suficiente por si só. Outros fatores, como amadurecimento neural e interação com o ambiente físico, são também essenciais para tal desenvolvimento. Linguagem é considerada influente porque sua estrutura sintática reforça a combinação de ações mentais em sistemas operacionais. A linguagem desempenha, por isso, importante papel no crescimento mental, mas não um papel que possa ser eficiente isoladamente. Isso sugere que a linguagem será usada mais eficazmente quando aliada a ação com o ambiente físico. Tal atividade seria mais bem organizada em grupos, dentro dos quais haja liberdade para intercâmbio de pensamentos a respeito da atividade. Dessa maneira, a experiência adquirida diretamente pode ser também transposta para forma simbólica. Os conceitos que resultam da atividade e as relações que eles estabelecem quando ligados em sentenças serão manipulados individualmente por cada criança quando ela trocar seus pensamentos com as outras. O papel do professor nisso seria o de atuar como ressonador que emitiria de volta para as crianças as sentenças e conceitos, arranjados de novas maneiras e com o acréscimo de novas palavras. A atmosfera linguística para tal atividade precisaria ser sempre um pouco mais rica do que o exigido. Parece provável que o nascimento de várias conservações será apressado por discussão verbal se o tempo estiver maduro. A respeito da atividade classificadora, Piaget observa que "(...) o uso de classes que têm nomes específicos é um auxílio para a diferenciação entre elas e formação de hierarquia". (*Number*, p. 168.)

A linguagem pode também ser mal-usada no processo de aprendizagem. Isto ocorreria, por exemplo, quando se exigisse que as crianças acomodassem palavras e relações de palavras antes que suas estruturas mentais pudessem assimilá-las. Isso poderia introduzir na mente da criança uma coleção de símbolos que ela não seria capaz de manipular de acordo com suas relações implícitas e que, portanto, deixaria de lado temporariamente ou deformaria em relações que não teriam sentido para ela. Em geral, isso resulta em uma recitação de papagaio de declarações aprendidas rotineiramente que serve como disfarce da falta de compreensão. Em algumas matérias, como matemática ou ciência, por exemplo, nas quais um conceito atua como base sobre a qual são construídos outros, o ensino prematuro pode fazer a criança perder a compreensão em um estágio inicial e nunca mais readquiri-la.

O progresso através dos estágios desenvolvimentais de Piaget é assinalado pelo aumento do uso de linguagem em atividade mental. Isso sugere que o papel de ação e linguagem na situação de aprendizagem poderia ser invertido nos últimos estágios. Significa isso que atividade com o ambiente seria precedida pela discussão das possíveis abordagens e resultados de tal ação. Depois de concluída a tarefa, as predições, a atividade e os resultados poderiam ser então reexaminados. Os três períodos desenvolvimentais oferecem uma tosca escala com a qual medir a espécie de palavras e relações de palavras que seriam mais prontamente assimiladas. Dentro de um período, formas apropriadas de linguagem podem ser estendidas até o máximo possível.

Estágios Desenvolvimentais e Planejamento de Lição

De maneira geral, o programa desenvolvimental de Piaget pode oferecer orientação sobre a espécie de conteúdo de lição mais adequada a crianças de diferentes idades. Esta aplicação é limitada porque os estágios não são divididos por limites precisos; há entre eles transições graduais. É também limitada porque os modos de pensamento de uma criança apresentam variação em diferentes situações experimentais. Além disso, quando é preciso considerar grupos grandes de crianças, há uma dispersão através de estágios dentro do grupo. Em uma classe de crianças de colo superiores, por exemplo, algumas mostram pensamento pré-conceitual, outras representações intuitivas e algumas operam concretamente. Em uma classe de alunos escolares primários superiores, algumas crianças estão trabalhando com suas primeiras conservações, enquanto outras mostram operações formais incipientes. No nível secundário superior, algumas crianças operam formalmente e outras concretamente.

Essas limitações ao emprego da sequência de estágio em um contexto educacional são consideráveis, mas não tão grandes a ponto de tornar infrutífera a aplicação. Piaget traçou um roteiro desenvolvimental e colocou sobre ele postes de sinalização. A direção em que estes apontam parece clara, ainda que as distâncias sejam indistintas. De maneira aproximada, a teoria pode dizer que espécie de situação de aprendizagem estará ao alcance da criança e que espécie não estará.

As situações experimentais de Piaget oferecem um meio pelo qual os modos de pensamento de uma criança em situações específicas podem ser medidos. O professor pode procurar a presença ou ausência desses modos observando a criança e falando com ela enquanto cuida de suas tarefas cotidianas. Ocasionalmente, talvez valha a pena promover experiências como situações de teste. Informação sobre o modo de pensamento de uma criança que possa ser vislumbrado dessa maneira oferecerá outra dimensão pela qual poderá ser medido seu progresso intelectual.

Pondo de parte esse emprego diagnóstico, as experiências proporcionam um meio pelo qual o professor pode adquirir um "insight" mais profundo do pensamento da criança e também oferecem um meio prático para o estudo da psicologia de Piaget. Descrições dessas experiências são encontradas em:

1. The Growth of Basic Mathematical and Scientific Concepts in Children, por K. Lovell, publicado pela University of London Press. Este livro contém ampla variedade de experiências de conservação, juntamente com algumas normas de idade.

2. Mathematics in Primary Schools, Curriculum Bulletin N.° 1, H.M.S.O. O Apêndice 7 contém descrição de alguns Testes de Conservação.

3. The Growth of Logical Thinking, de Inhelder e Piaget, contém numerosas situações experimentais.

O conceito de prontidão educacional está implícito no programa desenvolvimental e parece haver duas maneiras de encarar prontidão no sentido piagetiano. (Ver "Problemas e Dificuldades", no fim deste volume.)

Em primeiro lugar, quando atinge determinado estágio desenvolvimental, digamos representação articulada, pensamento concreto ou pensamento formal, a criança está pronta para exercitar os modos de pensamento adequados a esse estágio. Há prontidão para consolidação e generalização de ações mentais existentes em uma multidão de contextos ambientais. Como os modos de pensamento pelos quais se interessa Piaget não podem ser ensinados falando-se a respeito deles, mas só podem estabelecer-se firmemente através do uso, parece que quanto mais amplamente a criança os empregar, melhor.

Em segundo lugar, quando a criança atinge um estágio de transição, digamos, operações concretas ou formais emergentes, está pronta para tirar algum benefício de situações de aprendizagem que poderiam nutrir-lhe as formas nascentes de pensamento. Está pronta para situações de aprendizagem progressiva. Pode-se notar, porém, que Piaget acredita que nenhum fator por si só pode causar mudança estrutural. Amadurecimento neural, interação com o ambiente concreto, atividade social e linguagem, tudo desempenha um papel. O aparecimento de novas formas de pensamento resulta desses fatores atuando juntos. A contribuição que cada fator dá no sentido de causar mudança estrutural e a forma de interação entre fatores durante a mudança não são claras. Por isso, a psicologia não pode oferecer conselho claro sobre como ensinar aceleração intelectual. Sugere, porém, que todos os fatores influentes dentro do controle do professor sejam introduzidos na situação de ensino e se dê ênfase a ação direta com o concreto, discussão de grupo e emprego de linguagem.

O restante desta Parte esboçará em termos gerais algumas das maneiras que as teorias de Piaget podem sugerir ou nas quais pode apoiar boa prática educacional nos diferentes níveis desenvolvimentais.

No período pré-operacional a criança começa a coordenar suas ações mentais em grupos que atuam como um todo. Reversibilidade de pensamento aparece espasmodicamente, e as primeiras conservações, de maneira irregular. A criança começa a distinguir entre suas ações e o comportamento inerente aos objetos. Começa a ver arranjos sequenciais como transformações correlatas. Começa a cooperação social. A linguagem é internalizada.

Na situação de aprendizagem, o trabalho de grupo oferece oportunidade para cooperação e discussão sobre a atividade em mãos. A manipulação física de objetos ajuda as ações mentais. A variedade de atividades possíveis é imensa, mas estas podem ser orientadas, por exemplo, para a separação de objetos em grupos de várias maneiras, arranjo serial de objetos e inversão de tais séries, comparação de séries, transformação de formas, derramando-se, dobrando-se, cortando-se ou modelando-se, decompondo-se ou reconstruindo-se objetos compostos, trabalho com equivalência usando-se escalas ou vasilhas e padrões. Em muitos casos, essas atividades podem ser utilizadas usando-se as crianças como um grupo. Por exemplo, na separação de atividades, no estabelecimento de padrões pela mudança de posições ou em exibições serialmente ordenadas de dimensões corporais.

No que se refere à medida, as unidades-padrões não são compreendidas nessa época. Comprimento é melhor entendido tomando-se o corpo como medida. Medidas-padrões poderiam ser usadas para comparação. O tempo é ainda uma experiência pessoal. Vários acontecimentos podem ser agrupados e relacionados com as horas do dia já identificadas pela criança. Acontecimentos longos e acontecimentos breves podem ser comparados. Unidades padrões de peso e capacidade podem ser incluídas entre todos os outros objetos usados nas várias atividades. Sempre que for possível ou apropriado, meios de registrar atividades podem ser explorados. Pode-se fazê-lo em gravuras ou talvez na simples forma de histograma ou pictograma. O professor pode acrescentar as palavras para completar tais registros.

Uma das mais importantes funções do ensino nessa época é fornecer a linguagem para acompanhar tais atividades.

O conhecimento de palavras apropriadas para enquadrar ou descrever a atividade permitirá mais discussão a respeito dela e ajudará a criança a dar expressão a suas ações e internalizar de forma simbólica o que está fazendo. Falar com crianças a respeito de seu ambiente, em lugar de ação direta sobre ele, é também uma atividade valiosa, especialmente quando associada a uma "visita para ver". Uma útil orientação poderia ser também separar e classificar o ambiente com o emprego de palavras. Por exemplo, as casas das crianças poderiam ser discutidas para descobrir o que elas têm em comum. Igrejas e lojas são casas? Que palavras podemos usar para descrevê-las? Essas discussões podem ser organizadas de várias maneiras, por exemplo, separando os todos: que espécie de roupas John está usando? Juntando partes: que espécie de roupas podemos usar? Ordens seriais podem ser descobertas – coisas que são muito frias, frias, nem quentes nem frias, quentes, muito quentes. Podem-se fazer registros de tais discussões em desenhos ou como cartas de parede preparadas pelo professor. Podem-se acrescentar aos desenhos e assim por diante.

No começo do período operacional concreto, a abordagem de ensino precisa ser muito semelhante à empregada durante o estágio de operações intuitivas, mas a ênfase pode ser ligeiramente mudada. A reversibilidade das ações mentais terá se firmado melhor e a criança será capaz de dissociar suas ações do comportamento de objetos. Em outras palavras, será capaz de combinar, dissociar e inverter as ações na mente, assim como coisas. Isso sugere que o registro simbólico das ações mentais é então possível em termos de declarações matemáticas e verbais. Por exemplo, três mais dois são iguais a cinco, cinco menos três são iguais a dois e todas estas formas têm quatro lados e são verdes. Os padrões produzidos por soma e subtração de números e por várias combinações de números que sejam equivalentes podem ser examinados como padrões em si próprios. "Brincar" com combinações de números será um valioso exercício de consolidação. Ao lado dessa atividade abstrata perdura a necessidade da generalização de tais operações em todas as áreas concretas possíveis. Unidades-padrões de medida podem ser empregadas, embora o peso não seja conservado. Quanto a operações de multiplicação e divisão, só podem desenvolver-se depois de firmemente estabelecida a conservação de número.

As propriedades menos superficiais do ambiente podem então ser separadas e relacionadas, por exemplo, é possível fazer registros de objetos que flutuam e afundam, de sabores, de sons ou de substâncias duras e substâncias moles. Correspondências de muitas espécies são possíveis, por exemplo, entre formas e o número de seus lados, entre temperatura e a hora do dia ou entre roupas diferentes e ocupações diferentes.

O desenvolvimento de linguagem continua como ingrediente acelerador na aprendizagem. Toda atividade terá palavras apropriadas a ela e o vocabulário aumentará imperceptivelmente à medida que palavras precisas são acrescentadas a experiência. Conceitos surgirão naturalmente, mas, de tempos a tempos, podem ser examinados abstratamente. Uma palavra como "sapato", por exemplo, pode ser discutida para descobrir a extensão de seus exemplares ou palavras como "algodão", "lã", "nylon" etc. podem ser consideradas juntas como exemplo de um conceito.

Ao lado dessas atividades, que exigem acomodação, existem as atividades criativas. Estas têm um papel vital a desempenhar pelo fato de darem oportunidade para que as assimilações já ocorridas se tornem novamente externalizadas em diferentes formas e contextos. Neste processo, são conseguidas novas acomodações e talvez uma adaptação mais estável. Isso sugere a necessidade de descobrir situações expressivas que sejam paralelas e ligadas a atividades que exigem acomodações. Isso implica, em outro sentido, na necessidade de conservar as várias divisões do currículo estreitamente interligadas. Por exemplo, matemática pode ser expressada em feitura de padrão, história em drama e geografia em feitura de modelo.

Mais ou menos no meio do período operacional concreto, a criança terá conservado peso e será capaz de medir áreas. É provável que tenha separado tempo tomado de distância em movimento e estará adquirindo compreensão de perspectiva. Esses desenvolvimentos aumentarão consideravelmente a espécie de investigação ambiental que é significativa para ela e que pode ajudá-la a esclarecer essas noções. Construção de modelo de toda espécie, mapas tridimensionais, trabalho com compasso e mapa, construção de formas por meio de dobras e cortes, e exame de secções internas de objetos sólidos, todas essas atividades são experiências úteis. Trabalho com relógios e regras podem ser expandidos de muitas maneiras. Unidades de medição de tempo, de um segundo a um ano mais ou menos, podem ser usadas significativamente. Trabalho com horários, sombras, relógios primitivos e pêndulo serão úteis.

Mais ou menos nessa época, as crianças são capazes de manipular classes e relações múltiplas. Tal capacidade permite diferentes espécies de atividade. Por exemplo, um estudo ambiental de diferentes espécies de veículos que passam por uma estrada movimentada poderia ser expresso da seguinte maneira: veículos grandes: caminhões articulados, caminhões de seis rodas, caminhões basculantes; veículos de tamanho médio: camionetas de entrega, com ou sem janelas; caminhões pequenos etc. Poderiam ser feitas correspondências entre essas classes e seu uso, suas velocidades ou as cargas transportadas. A vida em um lago poderia ser estudada por tipos de movimento ou por hábitos de alimentação etc. A flora poderia ser estudada pelo habitat. Essas ações mentais subjacentes poderiam ser executadas amplamente na maioria das matérias do currículo. O desenvolvimento de conceito seria então espalhado horizontalmente e seriam criadas formas apropriadas de linguagem e vocabulário. Trabalho de grupo e livros de referência reforçarão isso. Quando grupos separados de crianças estão trabalhando em áreas correlatas, como geralmente acontece, alguma espécie de demonstração integrada pode mostrar relações novas em forma concreta e proporcionar base para discussão de classe.

Mais ou menos no fim do período operacional concreto, a criança será capaz de classificar, ordenar e relacionar seu ambiente de muitas maneiras complexas. Perceberá que o comportamento de coisas ou a explicação de acontecimentos é também complexo, com muitos fatores em ação lado a lado. Não será capaz de ver esses fatores claramente e não será capaz, portanto, de descobrir explicações definitivas. Parece que a tese de Piaget tem alguns comentários úteis a fazer sobre método de ensino nessa época. Sugere ele que não é da natureza de operações concretas desenvolvidas permitir que a criança pense em uma situação apresentada, forme teorias a seu respeito, submeta-as à prova e chegue a conclusões. Para fazer isso é necessária a capacidade de ter uma noção dos fatores que possam estar em ação e isolá-los. Piaget prossegue sugerindo que essa capacidade é forjada, em parte, quando a criança se vê diante de situações concretas que não pode explicar prontamente ou de problemas que não podem ser resolvidos imediatamente. Quer isso dizer que é em parte nas tentativas de resolver problemas concretos que operações formais podem ser auxiliadas em seu desenvolvimento. Várias coisas parecem surgir daí do ponto de vista educacional.

Em primeiro lugar, as crianças precisam defrontar com situações que não possam explicar prontamente. Essas situações podem surgir naturalmente ou talvez seja necessário criá-las. Em segundo lugar, o fator desenvolvimental importante é pensar na situação e como resolvê-la, não descobrir conclusões. Em terceiro lugar, as soluções obtidas não podem ser generalizações, mas probabilidades ou uma enumeração de possibilidades.

Em termos de sala de aula, isso implica em discussões sobre possíveis causas ou razões; descobertas de meios de verificar ou refutar razões sugeridas; cuidadosas observações e registro de dados e de outros resultados. Talvez se pudesse dizer que "experiências para ver", neste estágio, resultassem na descoberta de muitas conclusões, que são mais uma resolução de fatores do que uma solução precisa. Por exemplo, poderia surgir a questão de saber por que uma mudinha, que as crianças usaram para estudar ritmos de crescimento, morreu de repente. Qual poderia ser a razão disso? (Discussão de fatores.) Surgirá uma lista de fatores relevantes e irrelevantes. Como não podemos examinar todas essas possibilidades, qual devemos escolher? Cuidadosa orientação do professor será aqui necessária para selecionar um ou dois fatores que as crianças sejam capazes de isolar experimentalmente (em geral por inversão). Como podemos fazer um teste para descobrir? (Métodos de resolução de problema.) Poderia então ser realizada uma experiência que não fosse rigorosa no sentido científico e da qual não se pudessem tirar conclusões seguras. A conclusão desse estudo poderia ser: "Pensamos que John aguou demais as plantas. Pensamos que não foi o frio, porque as outras plantas não morreram, mas pode ter sido também falta de alimento vegetal no solo."

Pode-se empregar esta espécie de pensamento em situações menos diretas, servindo de base alguma explicação que exija fatos. Qual poderia ter sido a razão? (Discussão.) Enumeração de possibilidades, algumas eliminadas pela discussão. Como poderíamos descobrir? (Pesquisa para explicações.) Enumeração de razões prováveis. Por exemplo, por que nossa estação ferroviária está situada no lugar onde se encontra?

Ou por que a igreja é feita, em parte, de pedra e, em parte, de tijolo?

No começo do período de operações formais, a abordagem de ensino precisa ser muito semelhante à do fim do período operacional concreto: o estudo de dados extraídos de situações concretas. Contudo, a ênfase poderia ser mais em relações de dados, simbolicamente expressadas. Proporção, razão, probabilidade, porcentagens, equilíbrio de forças, volume, densidade etc. poderiam ser manipulados abstratamente. Trabalho experimental teria então mais rigor e as conclusões dele derivadas seriam mais definitivas. De um ponto de vista de ensino, a discussão de hipóteses antes de ação e a discussão dos resultados antes de serem tiradas conclusões seriam valiosos aspectos do trabalho. Em termos de matérias científicas, isso não implicaria na apresentação de uma generalização a ser verificada e depois aplicada a casos específicos. Mas antes no exame de casos (começando também com uma discordância), extração de possíveis fatores, experimentação, derivação de uma generalização, seguida por aplicações. Isso pode produzir às vezes uma hipótese que o professor sabe ser falsa. Esta não precisa ser afastada, mas sua falsidade deve ser provada juntamente com a verdade de outras premissas. Evidentemente, não é possível, nesta época, ensinar as crianças a pensarem, "cientificamente" falando, mais do que é possível fazer com que vejam, no período intuitivo, que dois e dois são o mesmo que três e um. No entanto, métodos de ensino dessa espécie oferecem oportunidade para o exercício de operações formais nascentes. Com o progresso durante este período, as crianças podem considerar o uso de controles experimentais, os quais podem ser introduzidos com significação, isto é, o exame de fatores causais por igualação, assim como por exclusão.

Embora uma matéria, como a história, ainda exigisse conotações concretas, a atividade das crianças poderia ser estendida além da descrição de acontecimentos. Os fatores em ação dentro de um acontecimento poderiam ser examinados a fim de descobrir as possíveis razões para a maneira pela qual ele se desenvolveu. Certos padrões recorrentes poderiam ser procurados através de períodos, por exemplo, estratégias de batalha, cadeias de autoridades e figuras carismáticas. O desempenho de papel poderia ser um método eficiente em alguns casos.

Mais tarde, no período de operações, formais, poderia ser dada mais ênfase à possibilidade do que à realidade. Quer isto dizer que se poderiam aplicar generalizações em lugar de abstraí-las. O caso especial poderia ser considerado neste contexto. A necessidade de contato com o concreto perdura para que possam ser modificadas generalizações potenciais. Experiência direta de tomada de decisão e a interação de atitudes pessoais que a acompanha poderiam ajudar no estudo de humanidades. Poder-se-iam examinar estudos históricos e sociais do ponto de vista de ingredientes de acontecimentos. Generalizações poderiam ser extraídas e reaplicadas para descobrir seu valor ou sua falta de valor. Por exemplo, poder-se-iam olhar padrões de revolução ou conflito através de períodos ou estudar a pobreza em contextos presentes e passados. Acontecimentos e suas consequências poderiam ser examinados através de períodos.

Esta parte foi o brevíssimo esboço de algumas possíveis relações entre o trabalho de Piaget e a prática educacional. Talvez tenha reforçado as Partes anteriores. Resta dizer que as implicações da psicologia piagetiana são muito maiores do que sugere este relato e só podem ser descobertas pela leitura direta de sua obra e pela verificação das possibilidades na prática. O ponto-de-vista de Piaget sobre o propósito da educação, indicado na citação seguinte, talvez dê vida a este esboço esqueletal e sem dúvida não seria refutado por um único educador:

O principal objetivo da educação é criar homens que sejam capazes de fazer coisas novas, não simplesmente de repetir o que outras gerações fizeram – homens que sejam criativos, inventivos e descobridores. O segundo objetivo da educação é formar mentes que possam ser críticas, possam verificar, e não aceitar tudo quanto lhes é oferecido. O grande perigo hoje em dia é de *slogans*, opiniões coletivas, tendências de pensamentos já feitas. Precisamos ser capazes de resistir individualmente, de criticar, de distinguir entre o que está provado e o que não está. Por isso precisamos de alunos que sejam ativos, que aprendam cedo a descobrir por si próprios, em parte por sua própria atividade espontânea e em parte através de material que preparemos para eles; que aprendam cedo a dizer o que é verificável e o que é simplesmente a primeira ideia que lhes ocorreu. (*Piaget Rediscovered*, p. 5.)

Problemas e Dificuldades

Não foi propósito deste breve esboço da psicologia de Piaget fazer uma avaliação crítica de sua obra, mas antes um relato direto de parte de sua pesquisa e teoria. Na Terceira Parte, sua psicologia foi aplicada à situação educacional. Todavia, resta dizer que algumas das conclusões a que Piaget chegou não encontram aceitação universal entre psicólogos que trabalham neste campo. Sendo assim, as extrapolações podem ser enganosas. Aliada a isso, a Terceira Parte pode ter dado uma interpretação errada às descobertas de Piaget e seria, portanto, duplamente enganosa. Em vista disso, os seguintes comentários acrescentarão uma nota de advertência às extrapolações dessa Parte.

Observou-se que Piaget considera estruturas mentais como sistemas equilibrados, cuja formação depende do amadurecimento do sistema nervoso, da experiência adquirida na interação com o ambiente físico e da influência do meio social. Assim sendo, o efeito que qualquer desses fatores pode ter sobre as estruturas não pode ser considerado separadamente. Acentuou-se nas páginas 132 e seguintes que o princípio de equilíbrio está estreitamente relacionado com o conceito de prontidão para aprendizagem. Prontidão para esta ou aquela experiência educacional é outra maneira de dizer que as estruturas equilibradas podem acomodar-se a determinada experiência. Contudo, se a atividade intelectual não *é* descrita melhor por meio de um modelo de equilíbrio, esse ponto de vista de prontidão não se mantém. J. Smedslund discute os argumentos pró e contra a teoria de equilibração em relação à conservação de substância e peso, e conclui tentativamente que as respectivas validades da teoria de aprendizagem e da teoria de equilibração permanecem indeterminadas, embora muitas descobertas pareçam apontar contra a primeira. (*In Scandinavian Journal of Psychology,* 1961, 2.) Admitindo-se que todas as variáveis de Piaget desempenhem um papel, é possível que alguns fatores sejam mais influentes do que outros no sentido de causar mudança estrutural. Em alguns de seus escritos, Piaget sugere que o meio cultural desempenha papel significativo. Escrevendo sobre operações formais em colaboração com B. Inhelder, comenta ele: "Segue-se que sua realização pode ser acelerada ou retardada como função de condições culturais e educacionais." (*Logical Thinking,* p. 337.)

Incluídas por Piaget sob o título "o meio social," há diversas variáveis, como linguagem, experiência de brinquedo, aprendizagem geral e experiência educacional formal. Alguns psicólogos dariam grande ênfase a essas variáveis como agentes formadores de estrutura. Por exemplo, L.S. Vygotsky comenta que "(...) as estruturas da fala dominadas pela criança tornam-se as estruturas básicas de seu pensamento (...) Desenvolvimento de pensamento é determinado por linguagem, isto é, pelos instrumentos linguísticos de pensamento e pela experiência sociocultural da criança." (*Thought and Language*, p. 51, M.I.T. Press, Cambridge, Massachusetts.)

J.S. Bruner adota a opinião de que a linguagem desempenha papel importante na aquisição de conservação. (*Studies in Cognitive Growth*, página 223, John Wiley & Sons, Nova York.) Muitos psicólogos encontraram no desempenho de crianças em tarefas de conservação diferenças que acham possível atribuir a diferentes culturas e subculturas. Outros psicólogos descobriram que programas de treinamento podem efetuar desenvolvimento estrutural. I. E. Sigel, A. Roepe e F.H. Hooper relatam uma pesquisa-piloto na qual concluíram que programas de treinamento focalizando pré-requisitos para operações cognitivas relevantes influenciam as estruturas cognitivas resultantes. (*The British Journal of Educational Psychology*, 1966, 36.) É possível que a autonomia da sequência desenvolvimental de Piaget não seja inviolável. Se assim é, esperar que a criança esteja pronta é marcar tempo, pois prontidão se torna, até certo ponto, uma variável que fica nas mãos do professor e não da criança. Piaget faz o seguinte comentário sobre uma questão estreitamente relacionada com esta:

Em alguns casos, o que é transmitido por instrução é bem assimilado pela criança porque representa de fato a extensão de algumas construções espontâneas dela mesma. Em tais casos, seu desenvolvimento se acelera. Mas em outros casos, as dádivas de instrução são apresentadas cedo demais ou tarde demais ou de maneira que impede a assimilação porque não se harmonizam com as construções espontâneas da criança. Então o desenvolvimento da criança é dificultado ou mesmo desviado para a esterilidade, como acontece tão frequentemente no ensino das ciências exatas. Por isso eu não creio, como Vygotsky parece crer, que novos conceitos, mesmo no nível escolar, são sempre adquiridos através de intervenção didática adulta. Isso pode ocorrer, mas há uma forma de instrução muito mais produtiva: o chamado esforço de escolas "ativas" para criar situações que, embora não "espontâneas" em si próprias, evocam elaboração espontânea da parte da criança, quando se consegue ao mesmo tempo despertar-lhe o interesse e apresentar o problema de maneira que corresponda às estruturas que ela própria já formou. (*Comments*, p. 11.)

Há duas outras dificuldades inerentes à teoria de Piaget que devem ser mencionadas. Observou-se que o aparecimento de operações concretas não é uma ocorrência repentina e que as operações se generalizam gradualmente para várias situações experimentais. Essa sequência escalonada mostra-se também durante o período de operações formais. J.F. Wohlwill comenta sobre esta questão, em relação a operações concretas, o seguinte: "Resta ver se o papel dessas variáveis de tarefa e o problema maior da generalização de um princípio ou conceito podem ser adequadamente manuseados dentro da estrutura do modelo de operações lógicas de Piaget." ("Piaget's System as a Source of Empirical Research", em *The Merrill-Paimer Quarterly*, 1963, 4.)

Finalmente, deve-se mencionar que há problemas ligados à psicologia de Piaget. (C. Parsons, "Inhelder and Piaget's The Growth of Logical Thinking: II. A logician's viepoint". *British Journal of Psychology*, 1960, 51.)

Seria muito errado concluir com uma nota discordante este curto esboço da maciça contribuição do Professor Jean Piaget à psicologia infantil. Pode haver alguma dúvida de que sua obra única e notável será sempre um marco predominante na história da psicologia infantil?

IBRASA
LIVROS QUE
CONSTROEM